SILENCE SOUS LA BLOUSE

DU MÊME AUTEUR

Impunité zéro, sous la direction de Justine Brabant, Leila Minano, Anne-Laure Pineau, avec Delphine Bauer, Hélène Molinari, Ariane Puccini, Ilioné Schultz, Sophie Tardy-Joubert, Autrement, 2017.

Cécile Andrzejewski

Silence sous la blouse

Fayard

Photographie : © Wabreakmedia/iStock
Couverture : Le Petit Atelier
Conception graphique : Antoine du Payrat
ISBN : 978-2-213-71206-2
Dépôt légal : février 2019

Introduction

La fumée s'échappait doucement de la tasse de thé pendant qu'elle me parlait. Assise dans un des deux immenses canapés en cuir de sa maison balayée par le vent, elle racontait son histoire, se tordant les mains, ravalant quelquefois ses larmes, suspendant ses phrases.

Grande et fine, elle ressemblait à ces fleurs de printemps, plantées sur une tige si frêle qu'on craint de les voir se briser au moindre choc.

Mais l'infirmière était roseau, elle a plié sans se rompre.

Elle a hésité. Au début, c'est son mari qui s'est lancé. Puis, quand elle a pris la parole, il n'y avait plus qu'à se taire et à écouter.

Elle m'a dit les baisers forcés et les caresses non consenties. La direction de l'hôpital qui l'abandonne, après l'avoir pourtant assurée de son soutien. Puis cette confidence d'une collègue qui avait déjà subi les assauts du médecin anesthésiste.

À l'époque, la hiérarchie n'avait rien fait. Les infirmières s'étaient arrangées entre elles pour que cette première victime ne croise plus son agresseur.

Là, c'est elle qui change de service alors que le médecin, d'abord suspendu, revient dans son secteur.

Les arrêts de travail s'enchaînent ; la mère de famille perd du poids, prend des médicaments pour tenir. Alors elle porte plainte, engage une avocate réputée et contacte des associations d'aide aux victimes.

Et, finalement, elle quitte son travail, en attendant son procès.

Le thé a refroidi dans sa tasse. « Qu'il se permette de foutre en l'air des années de travail et de mariage d'une personne qui n'a jamais rien eu à se reprocher, et que ce soit couvert par la direction, je ne trouve pas ça normal », a-t-elle conclu, lessivée.

L'entretien m'a secouée, tant sa douleur se lisait sur son corps et son visage. Mais j'étais alors encore loin de me douter que son histoire n'était pas isolée.

Et pourtant.

Ce premier témoignage, une fois paru, en a entraîné d'autres, venus de toutes parts : syndicalistes, avocates, militantes.

« Vous savez, madame, ce que vous décrivez, c'est monnaie courante à l'hôpital public, dans beaucoup d'établissements. »

Alors il a fallu enquêter, se documenter sur un monde inconnu, rencontrer des victimes et leurs soutiens, creuser des pistes et en découvrir de nouvelles.

Puis, bien sûr, entendre les récits. Ceux des infirmières, des techniciennes de labo, des petites mains, mais aussi des docteures aux prises avec des pontes, professeurs, chirurgiens ou anesthésistes.

Celui de Justine, qu'un chirurgien renommé a soulevée du sol avant de l'embrasser de force. « Il ne lui est rien arrivé. Parce qu'il sauve des vies, il a apparemment tous les droits. »

Ceux des personnels, en grande majorité des femmes, d'un hôpital du Nord de la France qui, quinze années durant, ont alerté sur les maltraitances subies de la part d'un chirurgien vasculaire.

Bistouri sous la carotide, coups de pied, poche de sang jetée à la figure, tentative d'étranglement, insultes et humiliations ont été leur lot quotidien alors que, dès 2003, une pétition était parvenue à la direction au sujet de ce médecin. « Ils ne peuvent pas dire qu'ils ne savaient pas. »

Celui d'Anne-Lise, piégée dans le vestiaire et tripotée contre son gré, qui décide de démissionner après avoir tenté, pendant des années, de secouer sa hiérarchie.

Celui d'une docteure qui, à la veille de son départ en congé maternité, s'entend dire par son chef de service : « Il vaudrait mieux que tu ne reviennes pas. »

Ceux de ces syndicalistes à qui l'on demande de se taire, « pour préserver l'image de l'hôpital ».

Les violences envers les femmes ont cours dans tous les environnements professionnels. Mais dans les couloirs blancs des établissements de santé, peut-être encore plus.

« Nous sommes saisis par beaucoup de secrétaires médicales, infirmières, aides-soignantes, qui dénoncent des médecins[1] », racontait au *Monde* Marilyn Baldeck, de l'Association européenne contre les violences faites aux femmes au travail (AVFT), lors de la vague #MeToo.

1. Gaëlle Dupont, « Quand les victimes de harcèlement sexuel parlent, cela se passe mal pour elles », *Le Monde*, 17 octobre 2017.

Pourtant, il aura fallu du temps pour accepter cette idée. Car, si l'hôpital public reste au cœur de multiples reportages, c'est avant tout pour dénoncer les accablantes conditions de travail des soignants, leur souffrance quotidienne, le manque de moyens et l'épuisement généralisé.

Mais jamais il n'est question des violences subies par les femmes, écrasante majorité des salariés. Il faut dire que les fictions hospitalières ont plutôt tendance à dépeindre les amourettes des uns et des unes ou à incarner des héros, bien souvent médecins et chirurgiens, luttant sans relâche pour sauver la vie de leurs patients. D'ailleurs, si l'on y prête attention, les infirmières et aides-soignantes trustent rarement le haut de l'affiche.

Ces récits, ceux de Justine, d'Anne-Lise, de Laurie, de la docteure Besma et des nombreuses autres, m'ont obligée à lever le voile sur un autre aspect de ce quotidien.

Celui d'un monde majoritairement féminin où le pouvoir, médical et administratif, reste entre les mains des hommes.

Alors qu'éclate l'affaire Weinstein, en octobre 2017, j'ai déjà entamé ma plongée dans les histoires de ces femmes, les analyses des syndicalistes et les dossiers des avocats.

Au-delà de la déception, cruelle, de découvrir que le nid de l'attention à l'autre peut parfois briser les professionnelles qui y travaillent, il a fallu se plonger dans les arcanes d'un appareil codifié. Un espace clos, régi par la culture du secret, où le pouvoir des uns permet d'anéantir les autres, entre chefs tout-puissants et rapports d'allégeance.

Dans ce microcosme où la crasse des blagues ne choque plus, l'esprit de corps règne en maître, bien protégé par un agencement complexe de responsabilités.

À chaque rencontre avec mes témoins – victimes, soutiens ou accompagnants –, une impression de déjà-vu s'installe.

Les histoires se répètent inlassablement : une agression, la découverte d'autres victimes, la hiérarchie inerte ou culpabilisante, la situation enlisée, les puissants solidaires, les procédures alambiquées et incompréhensibles, jusqu'à l'échappée des proies.

Comment serait-il possible que toutes ces femmes racontent le même parcours des combattantes, partout en France, dans différents services, sans même se connaître, si ce n'est que c'est ainsi que se dévoilent les rouages d'un système ?

En France, hormis une enquête de l'ISNI[1], publiée en novembre 2017, dénonçant le sexisme des études de médecine[2], il n'existe pas de chiffres. Il y a bien eu *Omerta à l'hôpital. Le livre noir des maltraitances faites aux étudiants en santé*[3], et son chapitre « Le pénal », consacré aux violences sexuelles. Mais point de données statistiques globales ou d'état des lieux.

À l'étranger, pourtant, d'autres s'y sont attelés. Entre la fin des années 1980 et le début des années 2000, ce sont 66 % des infirmières britanniques, 76 % des infirmières américaines et 63 % des infirmières hospitalières turques qui ont été victimes de harcèlement sexuel[4]. Elles seraient même 91 % selon une étude portant sur les infirmières et étudiantes en Israël[5].

Deux autres recherches, datant du milieu des années 1990, avancent que « les auteurs [de ces violences] étaient souvent des médecins ou des administrateurs », et que les harceleurs les plus

---

1. Intersyndicale nationale des internes.
2. ISNI, « Hey doc, les études médicales sont-elles vraiment sexistes ? Enquête égalité femme-homme », novembre 2017.
3. Valérie Auslender, *Omerta à l'hôpital. Le livre noir des maltraitances faites aux étudiants en santé*, Michalon, 2017.
4. Gila Bronner, Chava Peretz et Mally Ehrenfeld, « Sexual harassment of nurses and nursing students », *Journal of Advanced Nursing*, 2003, n° 42 (6), p. 638.
5. *Ibid.*, p. 640.

nombreux étaient « des médecins (82 %), suivis par des collègues (20 %) et des superviseurs immédiats (7 %)[1] ».

En 2009, des chercheurs japonais publient une autre étude portant sur le harcèlement et les abus commis lors de l'internat de futurs médecins[2]. Si la violence verbale semble la plus fréquente, « parmi les femmes, le harcèlement sexuel est aussi souvent signalé (58,3 %)[3] ». Les agresseurs sont d'abord les médecins (34,9 %), puis les patients (21,7 %) et le personnel infirmier (17,2 %). C'est en chirurgie, en médecine interne, aux urgences et en anesthésie que se déroulent le plus souvent ces abus.

En 2016, la revue médicale internationale *JAMA* (*Journal of the American Association*) publie un travail dirigé par la docteure Reshma Jagsi[4] : 30 % des cliniciennes-chercheuses y déclarent avoir été victimes de harcèlement sexuel, contre 4 % des hommes. Parmi elles, 92 % font état de

---

1. *Ibid.*, p. 638.
2. Shizuko Nagata-Kobayashi, Tetsuhiro Maeno, Misaki Yoshizu et Takuro Shimbo, « Universal problems during residency : abuse and harassment », *Medical Education*, 2009, n° 43, p. 628-636.
3. *Ibid.*, p. 628.
4. Reshma Jagsi, Kent A. Griffith, Rochelle Jones, Chithra R. Perumalswami, Peter Ubel et Abigail Stewart, « Sexual Harassment and Discrimination Experiences of Academic Medical Faculty », *JAMA*, 17 mai 2016, vol. 315, n° 19.

comportements ou remarques sexistes, et 41,3 % d'avances sexuelles non désirées.

Deux ans plus tard, après le mouvement #MeToo, la chercheuse revient sur la parution de cette enquête[1]. À l'époque, le directeur de son département, choqué, lui avait répondu : « 30 % des femmes ont été harcelées ? Êtes-vous sûre de ça ? »

Depuis, la docteure Jagsi a été contactée par de nombreuses médecins, désireuses de partager leur expérience. Aucune d'entre elles n'a poursuivi son harceleur. En cause, l'institution écrasante, les « discussions de vestiaire » récurrentes et le manque d'alliées[2].

Dans un article du média américain NBC News, Reshma Jagsi détaille : « Les choses peuvent se détériorer assez rapidement en médecine, plus facilement encore que dans d'autres environnements de travail, en raison de l'isolement, de l'accès aux salles de garde, des fortes hiérarchies et différences de puissance en jeu[3]. »

---

1. Reshma Jagsi, « Sexual Harassment in Medicine – #MeToo », *The New England Journal of Medicine*, 18 janvier 2018.

2. *Ibid.*

3. Elizabeth Chuck, « #MeToo in medicine : Women, harassed in hospitals and operating rooms, await reckoning », NBC News, 20 février 2018, mis à jour le 23 février 2018.

Puisqu'en France il n'existe pas, ou si peu, de chiffres, la matière première de ce livre repose sur les récits. Ceux des victimes d'abord. Ces femmes qui ont pris leur temps et leur courage à deux mains pour me décrire les plus durs moments de leur vie. Ceux des syndicalistes et militants – des hommes pour la plupart – s'exprimant dans cet ouvrage, toujours sur le pont pour accompagner les agentes. Ceux de médecins aussi, puisqu'ils ne sont certainement pas tous agresseurs et sont souvent révoltés par le comportement de leurs confrères qui viennent entacher leur profession.

À l'heure où les CHSCT (comités d'hygiène, de sécurité et des conditions de travail), rares instances représentatives des salariés œuvrant pour l'amélioration des conditions de travail, sont menacés – voire disparaissent complètement – et le travail syndical dévalué, les positions de ces délégués sont précieuses.

Ceux que vous n'entendrez pas, ici, sont les responsables. J'ai longtemps essayé de les contacter, sans succès. Aucun des hommes accusés, même après qu'ils ont été jugés, n'a accepté de me concéder le temps d'un entretien[1].

---

1. Deux m'ont précisé que, en l'absence de jugement, ils ne donneraient pas suite à mes demandes. Un autre a fait savoir à

Plus grave encore : les directions d'hôpital. Pas la moindre interview ne m'a été accordée à travers la France. Ce n'est pourtant pas faute d'avoir multiplié les coups de fil, apprenant par cœur les différentes musiques d'attente et relançant sans fin des secrétaires bien embêtées. « Je ne devrais pas vous le dire, mais personne ne vous répondra là-dessus », m'a confié l'une d'elles. Ailleurs, c'est un e-mail lapidaire : « Le dossier est toujours en cours. »

Aucun commentaire donc : circulez, y a rien à voir.

Mais comment raconter ces affaires sans connaître la position de l'administration ?

Il aura fallu mettre au jour ces semblables dérobades dans tout l'Hexagone pour comprendre que, là aussi, la violence de l'institution fait système.

Les violences sexistes et sexuelles à l'hôpital ne relèvent pas de l'anecdote. Elles sont le fruit délétère d'une organisation hiérarchique poussée à l'extrême, où règne l'omerta et où les victimes savent qu'elles feraient mieux de se taire.

Certaines osent malgré tout briser la loi du silence et doivent ensuite affronter un encadrement, au

---

son avocate que le traitement médiatique de son procès ne l'encourageait guère à me rencontrer.

mieux mal formé, au pis franchement malfaisant, quand les auteurs restent trop souvent protégés. Elles essuient de plein fouet les conséquences des violences subies quand ils échappent généralement aux sanctions disciplinaires.

Les parcours de ces femmes parlent désormais pour elles ; ils disent le système contre lequel elles ont dû s'élever et nous racontent les murs qu'il reste à faire tomber.

1.

Le prix à payer

Dans les vestiaires, en ce beau dimanche d'août 2012, Anne-Lise s'apprête à rentrer chez elle, à une demi-heure de voiture de l'hôpital. Elle glisse quelques mèches de son carré roux derrière ses oreilles, repasse un trait d'eye-liner sur ses yeux et sourit machinalement en regardant son ventre. Il n'est pas encore arrondi, la presque trentenaire n'est enceinte que de quelques semaines, mais cette minuscule présence l'apaise.

La technicienne de labo range ses vêtements de travail dans son casier, tout en rêvassant à l'après-midi qui l'attend. La journée est encore belle. Anne-Lise réfléchit à ce qu'elle pourrait faire : aller prendre le café dans le jardin d'une amie ? Se promener près de la rivière ? Faire d'abord une sieste et trancher ensuite ?

Elle hésite, mais se presse. En refermant la porte de son armoire, elle entend les pas de Pascal, allant et venant devant la porte du vestiaire. Il doit prendre sa relève et s'impatiente.

Anne-Lise s'apprête à sortir lorsque la porte s'ouvre à la volée, laissant son collègue débouler derrière elle, méconnaissable. Elle tente de s'échapper, mais il lui ordonne de rester, la saisissant brutalement par les épaules. Puis, sans prévenir de rien, il se colle contre son dos et la bloque sur son casier.

Anne-Lise résiste, se cabre, se débat, mais elle est coincée. Il lui enserre le buste, lui presse les seins, le ventre, les jambes. Elle lui crie, encore et encore, qu'elle ne veut pas. De toutes ses forces, elle essaie de le repousser, de décoller son corps du sien. Mais il ne s'arrête pas.

Au contraire, il se baisse pour passer sa main entre les cuisses de la jeune femme, dans son entrejambe. Anne-Lise profite de son mouvement pour se dégager. Mais, encore une fois, son agresseur la rattrape et la plaque violemment contre le mur. D'une main, il la bloque ; de l'autre, il lui écrase les seins, lui caresse la jambe, lui touche le pubis, par-dessus ses vêtements.

Prisonnière de Pascal qui la maintient fermement, elle s'agite, le bouscule. Elle s'acharne pendant un temps infini et réussit à se défaire de son étreinte forcée.

La jeune femme se précipite alors dans sa voiture, respire un grand coup et démarre. Son esprit s'arrête, en pause tout le long du trajet.

« L'ai-je inventé ? L'ai-je rêvé ? » Dans l'après-midi, Anne-Lise doute, finit par se demander si tout ça s'est réellement passé. Comme pour une impression de déjà-vu ou le souvenir évaporé d'un cauchemar au réveil. Sa mémoire reste floue.

Anne-Lise ne réalise tout simplement pas ce qui s'est produit. Dans les semaines qui suivent, elle s'enferme dans un « déni total ». Elle a toujours eu confiance en Pascal, alors elle se répète que non, ce n'est pas possible.

Alors Anne-Lise garde son agression pour elle. Elle n'en parle à personne, n'appelle pas une amie, ne se confie pas à une collègue.

Il y a quelque temps ont été médiatisées plusieurs affaires autour de l'amnésie traumatique. Fréquente chez les victimes de violences sexuelles, elle agit comme un mécanisme de sauvegarde, en confinant dans un vaste brouillard les souvenirs traumatisants[1]. Les survivantes peuvent parfois oublier, refouler, voire nier, un acte subi en le rejetant. En tentant de le reléguer au passé.

À l'hôpital, ce mécanisme de protection intime s'entrechoque avec l'omerta ambiante, puissante et

1. Voir à ce sujet les travaux de Muriel Salmona, psychiatre et fondatrice de l'association Mémoire traumatique et victimologie.

pressentie par toutes. Tu ne peux pas parler, alors tais-toi et oublie, cela vaudra mieux pour tout le monde.

Ainsi, Anne-Lise enfouit et choisit de continuer comme si de rien n'était. Le lendemain de son agression, la technicienne retourne travailler. Certes, elle ressent une « sensation bizarre », celle d'un « étau dans le corps ». Mais elle n'y prête pas attention. Pis encore : elle met cela sur le compte de la fatigue.

Deux jours plus tard, la jeune femme fait une fausse couche. Elle ne fait toujours pas le lien avec le choc de l'agression et attribue cela à la malchance.

En octobre 2012, Pascal viendra lui présenter ses excuses. Face à lui, la technicienne reste ferme, inébranlable : « Je ne suis pas prête. Il me faudra du temps. »

Mais son calme apparent masque les ravages de l'agression. Sautes d'humeur, importante prise de poids, perte de confiance en elle, angoisse, les symptômes dépressifs ne manquent pourtant plus.

En décembre 2012, l'hôpital organise les entretiens d'évaluation annuels. Anne-Lise entre dans le bureau de son cadre, la mine déconfite. À peine est-elle assise sur la chaise en face de son chef qu'il lui évoque les nombreuses plaintes reçues à son encontre : ses collègues déplorent son comportement lunatique.

La technicienne de laboratoire bouillonne. En elle se fait le lien entre l'agression et ses humeurs, ses peines, sa fausse couche. Elle fond en larmes. Et brise l'omerta.

Devant son chef, Anne-Lise raconte tout. Pour la première fois. Elle dit les vestiaires, la peur du viol, les attouchements, la fuite jusqu'à sa voiture. Se lancer n'a pas été facile, mais elle poursuit son récit. Son souffle devient court ; elle finit presque essoufflée, comme vidée, le visage barbouillé de larmes mêlées au maquillage.

Une fois son agression racontée, la technicienne lève la tête. Pour se prendre une gifle en pleine face : son chef éclate de rire. « Évidemment, vous vous êtes laissé faire », lui balance-t-il.

Sonnée, Anne-Lise n'en revient pas. Elle se lève d'un coup et part en claquant la porte. Mais son supérieur la rattrape dans le couloir, la ramène dans son bureau et bredouille : « Bon, bon, expliquez-moi ce qui s'est passé. »

Alors il l'écoute une seconde fois, même si Anne-Lise ne sait pas très bien s'il la croit.

Elle aura la réponse le lendemain, alors qu'il lui apporte sa fiche de notes pour qu'elle la signe. Rien ne mentionne son agression, qui justifie pourtant, selon elle, son comportement ombrageux des derniers mois. Elle se plaindra de cet « oubli » au cadre qui, de mauvaise grâce, ajoute son histoire.

Mais ce n'est pas tout. Le chef « omet » également d'informer sa hiérarchie de l'agression. En toute connaissance de cause, il garde l'information pour lui. Il n'en parle ni à Pascal, ni à ses propres supérieurs, ni à la direction de l'hôpital.

Ignore-t-il la gravité des faits ? Peut-être, mais il en a bien vu les dégâts sur sa subordonnée. Pourtant, il agit comme si de rien n'était. Et, comme beaucoup d'autres dans des circonstances similaires, il tait l'agression.

Après tout, pense-t-il, elle en a peut-être rajouté, car, en réalité, elle a surtout trompé son conjoint, qui l'a découvert. Et puis, elle aurait pu se défendre. Cette réaction n'a rien d'imaginaire, elle a été entendue par toutes les victimes de ce livre.

Le mois suivant, Anne-Lise tente de contester sa fiche d'évaluation, mauvaise et sans nuance, auprès de la commission en charge. Comme elle n'est pas publique, il faut écrire un courrier. Elle rédige donc une lettre en exposant les faits, une fois encore.

Sa note ne bougera jamais. Ni, plus grave encore, sa situation. Après avoir lu sa missive, personne ne la contacte. L'institution hospitalière, de son cadre aux membres de cette commission, reste de marbre. Aucune main tendue.

Bien sûr, ce silence de la hiérarchie n'est pas propre à l'hôpital. En France, selon une enquête du défenseur des droits[1], on estime à environ 20 % le taux de femmes actives ayant été confrontées à une situation de harcèlement sexuel au cours de leur vie professionnelle.

D'après cette étude, « seuls trois cas sur dix sont rapportés à la direction ou à l'employeur, et près de 30 % des victimes n'en parlent à personne ». Comme Anne-Lise, qui aura gardé son agression pour elle pendant plusieurs mois.

À raison, malheureusement, si l'on en croit la même enquête, qui affirme que, « dans 40 % des cas rapportés, la résolution s'est effectuée au détriment de la plaignante, avec des conséquences directes sur son emploi (non-renouvellement de contrat, blocage dans la carrière) ». Chiffre qui pourrait être encore plus important : selon l'AVFT, dans 95 % des cas

1. Le défenseur des droits, « Études & résultats : enquête sur le harcèlement sexuel au travail », mars 2014.

suivis par l'association, les personnes ayant dénoncé la situation ont perdu leur emploi.

La violence subie de la part de l'agresseur n'est donc que la première marche d'un escalier qui descend bien bas. La majeure partie des femmes ne se confient pas à leur encadrement, car elles savent ce qu'elles risquent.

Ce sont elles, victimes, qui paieront le prix fort – pas leurs bourreaux.

Anne-Lise, quant à elle, finit de sombrer. Elle a brisé l'omerta ; l'indifférence qu'elle rencontre lui rappelle qu'elle n'aurait tout simplement pas dû. Elle se retrouve isolée, ignorée par sa hiérarchie.

Sans le savoir, elle traverse une situation décrite par Marilyn Baldeck, la secrétaire générale de l'AVFT, qui a suivi de nombreux dossiers.

À l'hôpital, l'absence de solidarité ravage les victimes. Mais, plus encore, « l'absence de responsabilité des personnes en position d'agir ». « Que les agresseurs agressent, expose-t-elle c'est une chose ; mais que les institutions ne protègent pas, c'est le signe pour les agentes qu'il est possible de violenter de manière industrielle. Là, on découvre qu'on est dans un système[1]. »

---

1. Entretien avec l'auteure, 1er mars 2018.

Une découverte terrible, que beaucoup soupçonnaient malgré tout, « parce que la plupart anticipaient ce qui allait se passer. Elles avaient la certitude qu'elles ne seraient pas soutenues par leur hiérarchie ».

En avril 2013, Anne-Lise, elle, croit encore pouvoir s'appuyer sur l'institution. Elle décide d'aller voir le directeur des ressources humaines, Monsieur F., qui lui demande d'écrire, une fois de plus, un courrier. De nouveau, elle prend sa plume et décrit grossièrement l'attaque, en précisant les conséquences.

« J'ai dénoncé les faits lors de mon entretien individuel. J'ai demandé au cadre de ne plus avoir à relever ou à faire les relèves de cette personne, ce qui m'a catégoriquement été refusé. Je vous fais de nouveau cette demande », implore-t-elle alors.

Une enquête administrative est lancée. Pascal écopera finalement d'un avertissement. Soit la sanction disciplinaire la plus basse de la fonction publique hospitalière, qui n'est même pas inscrite au dossier.

Une décision bien surprenante quand on sait qu'il a lui-même reconnu les faits auprès de sa direction.

Autre bizarrerie : personne n'informe la justice de l'agression. Pourtant, en vertu de l'article 40 du

Code de procédure pénale : « Toute autorité constituée, tout officier public ou fonctionnaire qui, dans l'exercice de ses fonctions, acquiert la connaissance d'un crime ou d'un délit est tenu d'en donner avis sans délai au procureur de la République et de transmettre à ce magistrat tous les renseignements, procès-verbaux et actes qui y sont relatifs. »

Or, là, Pascal a clairement admis avoir agressé Anne-Lise ; il s'en excuse d'ailleurs de nouveau. Mais personne, ni leur cadre, ni leur DRH, ne songe à prévenir la justice.

Personne, non plus, ne réalise que la sanction disciplinaire semble un rien faible au regard des faits évoqués.

Au laboratoire, la technicienne se retrouve peu à peu mise à l'écart. Elle voit ses collègues rechigner à lui dire bonjour le matin, entend le silence quand elle entre dans une pièce ou surprend des réflexions désagréables. « Ah, tiens, elle ne sourit pas : elle est mal baisée, aujourd'hui. »

Pour beaucoup d'entre eux, elle n'est qu'une affabulatrice. Évidemment, la faiblesse de la sanction n'arrange rien. On ne brise pas comme ça l'omerta et c'est elle, l'agressée, qui essuie les conséquences professionnelles de cette affaire, sans parler du désastre psychologique.

À la fin du mois de septembre 2013, un an après son agression, la jeune femme dépose plainte. L'enquête traîne. En juin, elle se rend à la médecine du travail, qui lui recommande un poste de nuit « afin d'éviter tout contact avec son agresseur présumé ». Mais la direction renâcle à appliquer cette restriction.

Presque un an après la plainte d'Anne-Lise et deux ans après ce funeste dimanche d'août, Pascal sera finalement entendu par la gendarmerie, en août 2014. Il reconnaît avoir agressé sexuellement sa collègue.

« De l'enquête effectuée, il ressort qu'il existe une ou plusieurs raisons plausibles de présumer que la ou les infractions suivantes ont été commises et peuvent être retenues : agression sexuelle », conclut l'officier de police judiciaire (OPJ).

Pourtant, « conformément aux instructions du magistrat de permanence au parquet [...], la procédure est classée sans suite ». Douche froide. Ce classement sans suite l'est au « motif 61 », c'est-à-dire qu'une « procédure alternative a été mise en œuvre par d'autres autorités, entraînant d'autres poursuites ou sanctions de nature non pénale ».

En clair, le simple avertissement de Pascal et les changements de planning, pas vraiment respectés, auront donc suffi à classer la procédure.

Et elle le savait, Anne-Lise. Ou, du moins, elle le sentait. Ce n'est pas pour rien qu'elle a gardé le silence pendant des mois, pas pour rien qu'elle a mis sa fausse couche sur le compte de la malchance, pas pour rien que son corps a exprimé son mal-être quand elle refusait de le verbaliser.

Son agresseur aura presque été moins lâche que sa hiérarchie. Lui a osé demander pardon – un pardon qu'elle n'a évidemment pas pu lui accorder, beaucoup trop meurtrie.

Mais ses collègues ? Son encadrement ? Son DRH ? La direction de l'hôpital ? Tous ont préféré fermer les yeux. Tous ont décidé que le *statu quo* serait préférable. Après tout, Pascal n'est pas un mauvais bougre : pourquoi faudrait-il tout chambouler pour une technicienne mal dans sa peau ? Elle aura beau rappeler de toutes les manières possibles : « Je suis victime », rien n'y fait.

À l'hôpital, il y a déjà beaucoup trop à faire, beaucoup trop de douleur et de fatigue partout. Alors, semble-t-il, celles qui choisissent de crier leur malheur en paient le prix fort. Comme Anne-Lise, elles subissent les quolibets des collègues, l'absence de soutien de la hiérarchie, la pression pour quitter leur emploi. La triple peine.

Anne-Lise, elle, a failli y laisser la vie. Épuisée par cette lutte impossible et par les trop nombreux adversaires, elle tente de mettre fin à ses jours en décembre 2014.

Et si, aujourd'hui, elle assure qu'elle va mieux, elle a dû ficher le camp, en dépit de son attachement réel à l'hôpital public. Elle affirme pourtant n'en vouloir à personne, ni à son agresseur, ni à ses collègues. Reste juste ce goût amer d'iniquité : « On peut tout perdre parce qu'on a été victime. Et ce n'est pas la bonne personne qui est punie. Ce qui ressort de tout ça, ce ne sont même plus les faits en eux-mêmes, mais l'injustice qui nous ronge. »

2.

Un millefeuille de hiérarchies

Bourru. Sanguin. Caractériel. Les adjectifs ne manquaient pas à l'équipe pour qualifier le chirurgien lors de l'arrivée de Justine dans son service, à l'été 2016. « Le grand dieu, quoi », lui a carrément résumé une collègue. Chef de service, à tout le moins.

Très rapidement, il tente de s'imposer auprès de la jeune infirmière. Timide, nouvelle dans le service, elle n'y dispose pas encore de confidente à qui elle pourrait se confier.

Puis, peu à peu, il s'immisce dans son quotidien. Mains sur l'épaule, massage du cou, remarques sur son maquillage, sur son corps, discussion à cinq centimètres de son visage, contact physique dès qu'il lui adresse la parole…

Plusieurs fois par jour, pendant des mois, le chirurgien lui propose de prendre un café en tête-à-tête. Incapable de dire non à ce professeur réputé, l'infirmière multiplie les excuses : « J'ai trop de travail », « Je mange avec les filles »…

Peu à peu, Justine se met à l'éviter. Dès qu'elle l'aperçoit, elle entre à l'improviste dans les chambres des malades pour vérifier comment ils se portent en attendant que le médecin disparaisse du couloir.

Ce lundi matin de janvier 2017, un enfant gravement malade s'apprête à se faire opérer par le médecin, au talent unanimement reconnu. « Je serai tranquille pour toute ma vacation », se réjouit Justine, songeant au professionnel qui passera sa journée au bloc. Alors, quand il l'appelle une première fois pour savoir où en est la préparation du môme, elle ne s'en agace même pas, lui répond juste qu'elle est précisément en train de s'occuper de lui.

Un peu plus tard, il la rappelle : le minot est-il bien descendu ? Oui, oui, les brancardiers sont venus le chercher, il est en route. Justine respire : ça y est, sa matinée est toute tracée ; dès que le professeur descendra au bloc, elle sera tranquille. Sauf que rien ne va se passer comme elle l'avait imaginé. Car il lui demande de passer dans son bureau.

Il est chef de service, elle est infirmière : impossible de refuser, l'ordre semble assez clair. Elle s'y rend donc, se répétant qu'elle doit rester ferme avec lui, durant un trajet qui lui paraît interminable.

En entrant dans son bureau, elle découvre le chirurgien affalé dans son fauteuil, installé jambes écartées et mains derrière la tête. Il l'assaille de questions personnelles : « Et alors, votre mariage, tout va bien ? Vous voudriez d'autres enfants ? Comment ça se passe avec votre mari ? Vous êtes sortie pour le Nouvel An ? » Justine balbutie, tente de revenir sur le terrain professionnel : « Le gamin qui vient de descendre, vous envisagez quels types de soins ? », et autres circonvolutions.

La stratégie fonctionne un temps. « Je m'en sors bien », s'encourage mentalement l'infirmière, cherchant une manière délicate de s'échapper. Sauf que le chirurgien insiste pour obtenir son numéro de téléphone, afin, dit-il, de l'emmener un jour au bloc. Elle cède, puis se lève pour s'éclipser. Mais il ne va pas la laisser partir si facilement.

D'un bond, le chef de service se place devant la porte. Justine essaie de le contourner ; il lui saisit fermement les avant-bras, bien loin d'une invitation galante. Elle n'est ni très grande, ni bien épaisse ; comment se débarrasser de lui ? Alors qu'il s'approche pour l'embrasser, elle secoue la tête dans tous les sens pour esquiver le baiser forcé. Il atteint néanmoins le coin de sa bouche, ses lèvres frôlent les siennes.

« Mais enfin, qu'est-ce que vous faites ?! » a-t-elle le temps de hurler en sentant son haleine, avant qu'il ne lui empoigne le visage et ne l'embrasse de force. Elle le repousse, mais il la plaque violemment contre le mur. Le chef de service soulève la jeune infirmière du sol en l'attrapant par la taille et en appuyant son corps contre le sien.

Maintenue contre son gré avec les pieds qui ne touchent plus terre, Justine ne peut se défendre. « J'avais trop envie de t'embrasser, j'adore ton sourire », lui susurre son agresseur lorsqu'il la repose. « Mais vous vous rendez compte de ce que vous faites ? » s'écrie-t-elle avant de s'enfuir.

Sidérée, elle se réfugie dans une salle de bains, se rince la bouche une fois, deux fois, dix fois. Se lave furieusement les dents, à s'en faire saigner les gencives. Ses joues se trempent de larmes et les sanglots ne s'arrêtent pas. Après un long moment, Justine finit par quitter, hagarde, cette salle de bains. Elle erre dans les couloirs jusqu'au vestiaire, ne sachant que faire.

Tremblante, elle saisit son téléphone dans son casier et appelle une de ses meilleures amies, Laura. Elles se connaissent depuis l'école d'infirmières et travaillent dans le même établissement, au sein de services différents.

Alertée par les sanglots de Justine, Laura se précipite dans le vestiaire. Elle la calme, puis l'emmène dans le bureau de la cadre de service. Les deux femmes n'ont pas besoin de terminer leur récit que cette dernière devine le nom de l'agresseur.

La cadre prévient alors la directrice des soins de l'hôpital, une ancienne infirmière désormais membre de la direction. Sans savoir alors que cette responsable, Madame M., fera de la vie de Justine un enfer pendant plus d'un an.

Par téléphone, Madame M. conseille à l'infirmière de « prendre le chef de service entre quatre yeux ». « Vous lui direz que les relations doivent rester professionnelles entre vous. Mais rassurez-vous, votre cadre restera dans les parages, au cas où. »

Voilà donc la solution proposée par l'autorité hospitalière à une victime d'agression : retourner voir, seule, son agresseur, lui faire les gros yeux et régler le problème elle-même. Et surtout : « N'en parlez pas à votre mari, parce qu'on sait bien que les époux jaloux réagissent de manière peu conventionnelle. »

Le lendemain, Justine dépose plainte. Elle bénéficie également de presque un mois d'ITT (incapacité temporaire de travail). De janvier à septembre 2017, l'infirmière restera ensuite arrêtée pour accident du travail.

D'emblée, elle a précisé à la directrice des soins ses exigences pour reprendre ses fonctions : un poste équivalant à celui qu'elle occupait, mais dans un autre établissement. Loin de l'excès. Loin de la justice aussi, qui voudrait que l'agresseur parte quand c'est finalement la victime qui change d'emploi.

De sa propre initiative, Justine multiplie également les rendez-vous avec les différents directeurs et adjoints pour retrouver un poste.

Madame M. lui propose un poste dans le même hôpital, mais un étage au-dessus. Puis un étage en dessous. Ensuite, dans un service qui n'a rien à voir avec celui où Justine exerçait. Après, en « pool » – où les infirmières sont remplaçantes sur plusieurs secteurs. Enfin, de nuit. Ce dernier refus de Justine, ferme sur sa demande, va provoquer le courroux de la directrice des soins.

Par téléphone, elle lui hurle littéralement dessus pendant de longues minutes. La directrice lui crache qu'elle la trouve « trop faible psychologiquement » pour le poste qu'elle réclame et ne voit aucune solution à lui offrir. « Il faut que vous restiez en maladie puisque vous refusez tout, vous êtes trop exigeante ! On n'a pas de poste, on ne va pas vous les inventer ! » Et elle raccroche. Laminée, Justine reste quelques secondes en état de choc, le combiné à la main.

C'est à partir de là, de ce coup de fil de mai, que la jeune femme tombe en dépression. Anéantie, elle ne sort de chez elle que pour se rendre chez sa psychiatre.

Toujours soutenue par le syndicat CGT, elle accepte un ultime rendez-vous avec la directrice des ressources humaines du groupement, un an après son agression. Une entrevue de la dernière chance avant de jeter définitivement l'éponge et de se mettre en disponibilité.

La DRH, mise au courant de la situation de Justine, partage sa perplexité : « Je ne comprends pas où est le problème. On est une grosse machine, on a toujours des postes : qu'est-ce qu'il vous faut ? » L'infirmière expose ses critères.

Le lendemain, elle reçoit une proposition correspondant en tous points à sa demande. Une semaine plus tard, elle reprend le travail. Sur place, elle apprend que le poste qu'elle occupe était vacant depuis octobre ; « avec le préavis de départ, depuis l'été la direction savait qu'il était disponible ».

Pourquoi la directrice des soins ne lui a-t-elle pas proposé cette option ? Et pourquoi s'en est-elle prise si violemment à Justine, alors que c'est elle, la victime, qui paie déjà les pots cassés de son agression ?

« À l'hôpital, les poncifs et les conneries sur les violences sexuelles, ça court. Combien de cadres nous ont dit : "On est furieux, et puis elle n'a qu'à s'habiller plus décemment" ? L'encadrement reste très conservateur, les directions pareil, c'est une catastrophe », peste Francis Sahal, le référent juridique de la fédération santé de la CGT et syndicaliste au CHU de Toulouse, qui déplore une « déformation » des responsables.

Le bonhomme en a vu suffisamment, au cours de sa carrière de directeur d'hôpital et de son parcours de syndicaliste, pour revêtir l'habit du vieux sage. Féru de droit, il a commencé par être professeur de maths – « rien à voir, sauf sur la structure mentale[1] », plaisante-t-il en réajustant ses lunettes rondes.

Mais Madame M. n'a pas agi par maladresse ou sans comprendre la situation. Au contraire, son propre parcours l'aurait comme « déformée », l'habituant presque à de tels comportements. C'est ainsi que, forte de son expérience personnelle, cette dernière rappelle à Justine que « toutes les infirmières savent que les médecins ne sont pas leurs supérieurs ».

Ce qui est techniquement vrai. Seulement voilà, un chef de service, s'il n'est pas un supérieur hiérarchique direct, donne tout de même des ordres. Auxquels les paramédicaux, comme Justine, se retrouvent bien forcés d'obéir.

« En tant qu'ancienne, Madame M. connaît les relations qu'on a avec le chef de service. C'est le

1. Entretiens avec l'auteure, 1er février et 7 mars 2018.

chef hiérarchique suprême, on ne le contredit pas, on ne monte pas au créneau contre lui, jamais ! » fulmine une syndicaliste de l'hôpital.

Car, dans les établissements hospitaliers, le respect de la hiérarchie est une règle d'or, que celles en bas de l'échelle ont tout intérêt à intégrer rapidement. Quand le chef parle, les petites mains obéissent, et gare à celles qui oseraient s'y opposer.

Mais le problème, c'est que, à l'hôpital, les supérieurs hiérarchiques ne manquent pas. Dans un fatras de responsabilités enchevêtrées, les relations de domination se superposent, s'additionnent et s'entrechoquent. Difficile, pour le profane, d'y voir clair. Difficile aussi, pour les victimes, de s'y retrouver et de savoir à quelle porte frapper.

De fait, « l'hôpital est un lieu de rapports de force entre des soignants et des soignés, et un endroit où se manifestent des hiérarchies, entre médecins d'une part, et entre le personnel soignant, le personnel administratif et le corps médical d'autre part[1] ». Des hiérarchies, au pluriel.

Dans cette configuration, chacun doit connaître sa place : l'agent des services hospitaliers (chargé

1. Sophie Chauveau, « Quelle histoire de l'hôpital aux XXe et XXIe siècles ? », *Les Tribunes de la santé*, 2011/4, n° 33, p. 81-89.

de l'entretien des locaux, du rangement) après l'aide-soignant, lui-même après l'infirmier, celui-ci après le cadre ou le médecin, et ainsi de suite. Avec, en haut de la pyramide, « les directeurs et les médecins : les puissants[1] » de ce système de castes décrit par l'avocate Christelle Mazza, qui a suivi de nombreux dossiers de harcèlement à l'hôpital.

Les praticiens hospitaliers – pas n'importe lesquels – se partageraient donc le pouvoir avec les directeurs, sommets administratifs des établissements de santé.

Une fois ce premier schéma en tête, il est facile de comprendre cette anecdote vécue par Clara de Bort, ancienne directrice, dans un ascenseur de l'hôpital.

À l'époque DRH, elle se réjouit de voir que le journal local consacre un long reportage aux coulisses du CHU. « Toutes ces zones où le public n'a pas le droit d'aller, avec des chiffres clés incroyables comme le nombre de kilomètres de galeries, des photos d'ouvriers, c'était vraiment chouette[2]. »

Le chef de service qui l'accompagne ne goûte visiblement pas la teneur de l'article : « Vraiment, on aura tout vu ! Les patients ne viennent pas au CHU parce que le plombier fait bien son travail, ils

1. Entretien avec l'auteure, 30 mars 2018.
2. Entretien avec l'auteure, 15 novembre 2017.

y viennent pour les médecins. » « Ça m'a coupé la chique », se remémore-t-elle.

Mettons-nous dans la peau d'un patient qui pose un pied à l'hôpital. Il aura affaire à deux types de professionnels de santé : les médicaux et les paramédicaux, littéralement « à côté du médical », dont les membres se consacrent aux soins des malades et agissent sur prescription du médecin. On compte, par exemple, les infirmières, les aides-soignantes ou les kinésithérapeutes dans les paramédicaux, et les médecins ou les sages-femmes dans les médicaux.

Quelles relations entre tous ces soignants ? Les infirmières comme Justine ont, au-dessus de leurs têtes, une cadre de santé, dite de proximité, supervisant le service dans lequel elles exercent. Un échelon plus haut, on trouve les cadres de santé, qui sont responsables de plusieurs services, puis les cadres supérieurs de santé, qui chapeautent les pôles – un pôle regroupant différents services.

Sous la responsabilité des infirmières, mais pas sous leur supériorité hiérarchique : les aides-soignantes. Supervisées, elles aussi, par une cadre de proximité, elles effectuent les tâches déléguées des infirmières. Enfin, au bas de l'échelle, les agents de services hospitaliers, chargés de l'entretien, de la distribution des repas et du linge ou du brancardage.

Contrairement à une idée répandue, les médecins ne sont pas les supérieurs hiérarchiques des infirmières et n'ont pas de pouvoir direct sur elles. Rappelons-nous Madame M., l'ancienne infirmière devenue directrice des soins qui ne comprenait pas, ou ne voulait pas comprendre, pourquoi Justine avait obéi au chirurgien qui la réclamait dans son bureau : « Toutes les infirmières savent que les médecins ne sont pas leurs supérieurs. »

Sauf que. Entre les règles écrites et la réalité du quotidien, on s'en doute, il y a un monde. Car c'est aux médecins que reviennent la chefferie de service ainsi que le rôle de prescription.

Dans les faits, donc, ils se comportent bien souvent comme les chefs des infirmières, du moins comme ceux qui donnent les ordres. Et entendent bien qu'elles s'y plient, contrairement à ce qu'a prétendu Madame M. à Justine.

« Selon les textes, ils n'ont pas autorité sur nous, mais concrètement, tous les jours, dans le service, quand vous ne répondez pas à un médecin qui vous appelle ou qui va venir vous chercher en salle de pause, vous ne restez pas dans ce service, vous êtes convoquée par l'encadrement parce que le médecin va aller se plaindre aux cadres », démêle Clotilde Cornière, secrétaire nationale de la CFDT Santé-Sociaux, ancienne infirmière.

Dans le classique de la littérature infirmière, *Le Travail émotionnel des soignants à l'hôpital*[1], la sociologue et formatrice Catherine Mercadier décrit une scène où une infirmière, ayant assisté au décès d'une patiente après une intervention, est assaillie de questions par la mère de la malade. La soignante ne peut lui dévoiler la mort de sa fille, car c'est au médecin d'annoncer la nouvelle à cette maman.

« Savoir et ne pas dire tout en sachant que l'autre sait et qu'il sait que vous savez… : cette scène est un idéal-type de nombreuses relations infirmières-malades ou proches. L'infirmière connaît le diagnostic, les traitements envisagés, le pronostic, etc., et elle n'a le droit de rien dire tant que le médecin n'a pas dit […]. L'infirmière est enfermée, confinée dans un rôle lié à son statut social au sein même de l'hôpital et, plus spécifiquement, de la hiérarchie soignante. »

On l'a vu, dans la chaîne alimentaire médicale et paramédicale de l'hôpital, les médecins trustent le sommet. Mais, même entre eux, les « super-prédateurs » – du nom de ces animaux dominant la chaîne alimentaire grâce à leurs talents de chasseurs – se dévorent. En effet, eux aussi évoluent dans une hiérarchie qui leur est propre, avec, là encore, des poissons plus gros que d'autres. Comme on peut

1. Seli Arslan, 2017 (pour la 2e édition).

s'y attendre, celles et ceux en bas de cette gradation particulière restent tributaires de leurs supérieurs.

De manière schématique, on retrouve là encore une pyramide. À sa base : les externes, puis les internes, encore étudiants. Un cran plus haut : les assistants chefs de clinique, occupant à la fois des fonctions universitaires et hospitalières après leur internat. Ensuite, les « PH », praticiens hospitaliers, qui exercent dans un établissement public de santé, après réussite d'un concours national annuel. Puis les hospitalo-universitaires, travaillant, comme leur nom l'indique, à la fois pour la fac et l'hôpital. Dans ce rang, d'abord les MCU-PH (maîtres de conférences des universités-praticiens hospitaliers) et enfin, au pinacle, les PU-PH (professeurs des universités-praticiens hospitaliers)[1].

S'ajoutent à cela des luttes de pouvoir entre praticiens hospitaliers, chefs de service et chefs de pôle – entité regroupant plusieurs services autour d'une même problématique, comme le pôle mère-enfant, urgence-réanimation, etc.

Ces différentes pyramides bien comprises, il s'agit désormais de se pencher sur la répartition des

1. Emanuelle Zolesio, *Chirurgiens au féminin ? Des femmes dans un métier d'hommes*, Presses universitaires de Rennes, 2012.

postes en leur sein. Qui sont les médecins ? Les infirmières ? Les aides-soignantes ? La formulation au féminin ou au masculin ne doit rien au hasard : elle rejoint l'actuelle distribution des rôles hospitaliers.

Tous les observateurs vous le diront : l'hôpital demeure un lieu avant tout féminin – 78 % des agents de la fonction publique hospitalière sont des femmes[1]. « Mais un collectif majoritairement féminin ne s'avère pas forcément plus protecteur, nuance Marilyn Baldeck, déléguée générale de l'AVFT. Surtout que les postes à responsabilité restent quand même occupés par les hommes : chefs de service, fonctions prestigieuses[2]… »

C'est bien là que le bât blesse. Les femmes sont certes en majorité à l'hôpital, mais le pouvoir, lui, demeure dans les mains masculines. Ainsi, elles représentaient 90,7 % des aides-soignantes et 86,8 % des infirmières en 2010[3]. Et si, parmi les médecins, la parité avance peu à peu – on comptait, en 2015, 47 % de praticiennes hospitalières (PH) –, les sommets restent occupés par des hommes : on dénombrait, en 2015, 16 % de professeures des

1. Direction générale de l'administration et de la fonction publique, chiffres clés de l'égalité professionnelle entre les femmes et les hommes dans la fonction publique, 2016.

2. Entretien avec l'auteure, 1er mars 2018.

3. Hopital.fr, « Les hôpitaux à la pointe de l'égalité hommes/femmes pour les postes d'encadrement », 25 mai 2010.

universités-praticiennes hospitalières (PU-PH)[1], le grade le plus élevé pour les médecins, et 23 % de chirurgiennes, une des disciplines des plus réputées.

Au sein des directions, côté administratif, et donc en dehors des pyramides médicales et paramédicales, la même répartition se retrouve. En 2016, les femmes n'étaient que 22 % à occuper un poste de cheffe d'établissement hospitalier.

Dans les emplois fonctionnels de direction d'hôpital, ces postes à haute responsabilité de direction, elles restent bien plus représentées dans des rôles d'adjointes que de cheffes, selon le Syncass-CFDT.

Dans les locaux parisiens du syndicat, Anne Meunier, directrice d'hôpital expérimentée et secrétaire générale, résume ainsi : « Historiquement, au sein des filières médicale et administrative, le pouvoir s'incarne par les hommes. On assiste aujourd'hui à une progression régulière de la féminisation des effectifs ; globalement, la tendance est la même chez les médecins et chez les directeurs. Par contre, les responsabilités donnant du pouvoir demeurent beaucoup plus occupées par les hommes que par les femmes. Celui qui est

1. Emploipublic.fr, « Dans la fonction publique hospitalière aussi, des femmes discriminées », 21 avril 2014, mis à jour le 26 mars 2015.

capable de prescrire aux autres ce qu'ils doivent faire reste très souvent et très majoritairement un homme. Là où se situe le centre de la décision, on trouve les hommes. »

Retournons un instant auprès des victimes. On l'a vu, les violences sexuelles s'exercent d'autant plus dans des cadres de domination. Et l'hôpital en regorge, avec ses multiples hiérarchies imbriquées les unes dans les autres.

Plus encore, ces hiérarchies ont un genre et pourraient se résumer, en caricaturant, comme les femmes en bas, les hommes au sommet. Et ce, dans tous les domaines : médical ou administratif.

On imagine alors aisément les victimes, soit en bas de la hiérarchie paramédicale, soit soumises à des chefs plus haut placés qu'elles dans des postes à responsabilités médicales ou administratives.

À qui peuvent-elles s'adresser ? Leur supérieur ? Mais, on vient de le voir, au-dessus d'elles se trouvent des hommes. Ou alors des femmes, comme Madame M., qui ont si bien intégré les rapports de force et de domination qu'elles rejettent la faute sur les victimes.

Mais ce n'est pas tout. Les directrices, en position de pouvoir, subissent aussi de plein fouet ces violences. « Même parmi des directeurs d'établissement sanitaire, social et médico-social, pourtant largement féminisés, des collègues nous disent que tel collaborateur n'a pas reconnu leur autorité, ou que tel autre a levé la main sur elles. Lors de situations tendues, elles nous confient avoir eu peur[1] », rapportent Anne Meunier et Aurélie Danilo, en charge des directeurs d'hôpitaux au sein du syndicat.

Pourtant haut placées, ces femmes continuent à encaisser remarques et commentaires déplacés. C'est celle-ci à qui un chef d'administration demande de ne pas croiser les jambes de façon « suggestive » en réunion, celle-là qu'un chef de service tutoie et veut embrasser tous les matins, ces jeunes diplômées harcelées par un patron de leur propre corps, mais qui se taisent pour sauvegarder leur réputation professionnelle…

Ou encore cette anecdote, racontée au détour d'une discussion par une directrice d'hôpital en poste. À l'époque directrice adjointe, la responsable visite le bloc opératoire, en présence de plusieurs chefs de service, de chirurgiens et même du président de la CME (commission médicale d'établissement, c'est le bras médical de la direction). Un des praticiens, à la réputation de joli cœur, mène l'excursion. Et, tout au long de la présentation, les quolibets fusent contre la directrice adjointe, raillée par

1. Entretien avec l'auteure, 25 avril 2018.

ces hommes en blanc comme la nouvelle conquête du chirurgien.

« Très paradoxalement, je ne m'y attendais pas, parce que j'étais dans l'établissement depuis plusieurs mois déjà et qu'aucune de ces personnes n'avait jamais tenu de remarques déplacées devant moi. Mais là, j'étais sur leur territoire. [...] Là, il s'agissait de me dire : "Vous êtes chez nous, madame la directrice", car ces commentaires n'ont jamais resurgi en dehors. »

En pénétrant le monde médical, plus particulièrement encore au bloc opératoire, la jeune directrice d'alors a dû se plier à ses règles, pouvoir administratif ou non. Et la règle, c'est que le médecin président de la commission médicale d'établissement garde la main… et les mauvaises habitudes, dans certaines « zones » de l'hôpital.

3.

La culture infirmière

Dans la lumière tamisée du salon, elles sont toutes rassemblées. Quelques chips et tomates cerises traînent sur la table, entre les verres de vin ou les softs. La télé fonctionne sans le son, diffusant les lumières criardes d'un talk-show de début de soirée.

Assises dans le canapé, les infirmières blaguent sur le dernier patient arrivé, se complimentent sur une paire de chaussures et papotent tranquillement du rhume de la petite dernière.

Et puis, Justine prend la parole. L'apéro de ce soir n'est pas juste une occasion de décompresser en dehors des couloirs de l'hôpital.

Sa voix tremble un peu quand elle se lance. « En fait, je ne reviendrai pas dans le service et je veux vous raconter pourquoi… » Posément, Justine décrit son agression, cherchant ici ses mots, là le soutien dans les yeux d'une collègue. Face à elle, les autres infirmières demeurent silencieuses le temps de son récit, sans même oser toussoter.

L'atmosphère ne reste pas feutrée bien longtemps. La soirée vire rapidement au grand déballage et plusieurs des invitées vident leur sac. Dans le salon, cinq autres ont une histoire à partager. Elles aussi ont eu à faire au chirurgien, un, trois, cinq ou huit ans auparavant.

L'une d'elles explique par exemple qu'elle recevait sans cesse des messages du médecin sur son téléphone portable, même pendant ses jours de congé. Il voulait la voir, passer chez elle, lui apporter le petit déjeuner. Sûr qu'il aurait bien aimé que sa relation avec la « très belle » infirmière aille plus loin qu'un cadre strictement professionnel.

Justine comprend que, à l'époque, sa collègue a eu peur : elle vivait seule et angoissait à l'idée qu'il puisse débarquer chez elle. Surtout, elle redoutait des représailles au travail, si elle avait le malheur d'en parler à sa cadre. Elle craignait de devoir changer de service, alors qu'elle adorait – et adore toujours – son travail. Aujourd'hui encore, elle garde le silence sur cette inquiétude d'alors, tout en continuant de se méfier du chirurgien qu'elle croise tous les jours dans les couloirs.

Car, même si les femmes se libèrent dans le salon cosy de Justine, aucune autre n'ira dénoncer le professeur à ses supérieures. Le problème est là : ses collègues sont passionnées par leur job, elles aiment profondément le service dans lequel elles exercent et ne veulent certainement pas le quitter.

Or, elles savent bien – et l'histoire de Justine va le prouver – que, si elles se risquent à parler, elles devront partir quand lui ne sera pas inquiété. Trop dangereux pour leur carrière.

Ce n'est pourtant pas la première fois que les infirmières se retrouvent ensemble depuis l'agression de Justine. Peu de temps après les faits, l'hôpital a organisé une réunion de service, où la jeune femme n'a pas été conviée, pour assurer aux salariées qu'elles seraient entendues si elles avaient des choses à dire.

Message ô combien contradictoire : d'un côté, Justine ne se sent pas épaulée par la directrice des soins ; de l'autre, l'encadrement affirme que les potentielles autres victimes seront soutenues. Alors même que le médecin n'a toujours pas été inquiété.

Face aux psychologues, à la directrice adjointe de l'établissement, aux cadres supérieures et de service, toutes les membres du service sont conviées. Elles parlent peu, se contentant d'écouter la hiérarchie qui leur certifie que Justine a été entendue, quand bien même elle ne fait pas partie des invitées ce jour-là. Quelques larmes roulent sur les joues d'autres infirmières, mais les langues ne se délient pas.

Une des membres de la direction essaie, tant bien que mal, d'encourager les confidences. « J'ai déjà eu à faire à ce médecin, c'est quelqu'un de sanguin. Il a déboulé deux fois dans mon bureau, il est odieux, il m'a vraiment très mal parlé, il est agressif », relate-t-elle. Avant de lâcher : « Si on allait dans ses blocs parler aux infirmières, je suis sûre qu'elles auraient elles aussi des choses à dire. Il faut vraiment faire quelque chose. »

Mais rien n'y fait. Confinée sur leur lieu de travail, au sein de l'établissement, la réunion ne peut pas rassurer les salariées, qui craignent les conséquences sur leur emploi.

Il aura donc fallu attendre qu'elles soient réunies, entre elles, chez l'une des leurs, loin de l'hôpital, pour qu'elles puissent se confier. Certes, la réunion de service avait pour but de recueillir leur parole ; mais, bien conscientes de l'omerta qui y règne, ces femmes savent ce qu'elles risquent à parler.

Mais pourquoi ne s'étaient-elles jamais confiées les unes aux autres auparavant ? Avaient-elles même saisi la gravité de ce qui leur était arrivé[1] ? Oui, une main aux fesses est une agression sexuelle[2], mais combien le savent ?

La plupart des salariés de l'hôpital s'approprient une de ses valeurs phares, unanimement partagée : le secret. Comme si l'obligation de secret médical se diffusait à tout le reste, beaucoup de soignants et de soignantes ne confient pas à leurs proches les difficultés affrontées au quotidien.

On parle entre collègues de ce qui ne va pas, des dysfonctionnements comme des moments douloureux, mais le « dehors », lui, doit être préservé. Alors, quand le harcèlement survient, difficile de s'en ouvrir. L'habitude de ne rien dévoiler reste tenace, bien ancrée.

Comme l'explique Isabelle Ménard, formatrice en IFSI (Institut de formation en soins infirmiers) et ancienne cadre de santé, l'omerta, chez les infirmières, est culturelle en plus d'être structurelle.

---

1. Lire à ce sujet Dan Israel, « Un an après #MeToo, les avocats en droit du travail attendent encore le changement », Mediapart, 10 octobre 2018.

2. « L'agression sexuelle est une atteinte sexuelle commise sans le consentement clair et explicite de la victime. Par exemple, des attouchements », indique le site servicepublic.fr, se référant à l'article 222-22 du Code pénal.

Autrement dit : avant même de parler d'une agression, il faut avoir conscience d'en être victime. Ainsi, à l'hôpital, confie-t-elle, « le personnel soignant est champion de la relativisation. Les infirmières sont des super-héroïnes, elles attendent d'avoir le corps qui lâche[1] ».

En bref, les soignantes agressées relativisent. Ce qu'elles vivent est moins grave que ce que traversent leurs patients. D'autant plus que ce sont des femmes, donc, selon Marilyn Baldeck, « très éduquées à tempérer les mots des harceleurs, à les comparer avec ce qu'elles estiment plus grave[2] ».

Dans son petit bureau à deux pas du métro aérien, la déléguée générale de l'AVFT a préparé les fiches « premier appel » de ces derniers mois, ces feuilles sur lesquelles les membres de l'association notent le premier récit des femmes qui s'adressent à elle. Deux énormes classeurs rouge et bleu dans lesquels Marilyn Baldeck farfouille, à la recherche des dernières affaires se déroulant dans les couloirs blancs.

« Il y a un tel dévouement du personnel hospitalier aux malades que les agentes mettent en balance des violences dont elles sont victimes avec l'état de santé des patients. Elles relativisent ce qu'elles

1. Entretien avec l'auteure, 21 mars 2018.
2. Entretien avec l'auteure, 1er mars 2018.

vivent, en répétant qu'"il y a quand même plus grave". Ce sont des choses qu'on entend ici, de la part de celles qui nous contactent », explique-t-elle.

Un constat partagé de l'autre côté de l'Atlantique par la docteure Seun Ross, en charge de la pratique infirmière et de l'environnement de travail à l'American Nurses Association, représentant plus de 3 millions d'infirmières américaines. « Ce que nous entendons chez les infirmières, c'est que, parfois, il est plus simple de ne rien dire. Leur travail consiste à sauver des vies, à aider les gens à guérir, et elles considèrent ce genre de choses comme anodines. "Oh, ce sont simplement des garçons qui se comportent comme des garçons", "C'est juste la culture dans laquelle nous travaillons"[1] », déplore-t-elle auprès de NBC News, exhortant les infirmières à ne pas banaliser le harcèlement sexuel.

« C'est la culture dans laquelle nous travaillons », se diraient donc les infirmières, minimisant ainsi les actes dont elles peuvent être victimes. Mais de quelle culture parlent-elles ?

De celle qui remet le pouvoir aux mains des hommes, dans un monde majoritairement féminin.

---

1. Elizabeth Chuck, « #MeToo in medicine : Women, harassed in hospitals and operating rooms, await reckoning », NBC News, 20 février 2018, mis à jour le 23 février 2018.

Une distribution des rôles, entre médecins hommes et infirmières femmes, qui a aussi des racines historiques implantées de longue date.

Dans l'Antiquité, la répartition des tâches s'organise de manière traditionnelle : d'un côté, les femmes « prennent soin », *via* la toilette, les préparations médicinales, l'alimentation, le nettoyage des morts ; de l'autre, les hommes « font des soins », en soignant les hommes blessés ou en réduisant le mal par la force[1].

Par la suite, au Moyen Âge, l'assistance est apportée par les religieuses, parfois aussi par d'anciennes prostituées repenties. Les bonnes sœurs tenteront de résister, bon an mal an, à la laïcisation de la France au XIXe siècle, ne respectant pas toujours les préconisations des médecins. Alors, à la fin du siècle, « les premières écoles d'infirmières ouvrent leurs portes[2] ».

Arrive ensuite la Première Guerre mondiale, véritable bouleversement du monde médical. D'abord, l'utilité des infirmières ne fait plus aucun doute, tant elles se sont révélées indispensables sur le front. C'est aussi à cette époque que naît la chirurgie

---

1. Marc Catanas, « Quelle place de l'infirmière dans l'évolution socio-historique des professions de soin ? », Infirmiers.com, 1er avril 2009.

2. *Ibid.*

reconstructrice, nécessaire pour réparer les « gueules cassées » des Poilus, souvent atrocement défigurés.

« Historiquement, la profession chirurgicale s'est construite comme une profession masculine, ne serait-ce que parce que son développement est lié initialement à l'histoire des champs de bataille[1] », note la sociologue du genre et de la profession médicale Emmanuelle Zolesio.

Au sortir de la Grande Guerre, en 1920, l'Union des femmes françaises décrète : « Le rôle de l'infirmière est de servir le malade en veillant constamment sur lui et tout ce qui l'entoure, et principalement en secondant assidûment et docilement le médecin[2]. » Zèle et soumission.

« On est issues de cette culture-là : "On se sacrifie, on ne fait pas de bruit, on obéit aux hommes." Ça pèse énormément[3] », décrit Bénédicte Lombart. Infirmière, elle a d'abord travaillé pendant dix ans dans l'unité d'oncohématologie de l'hôpital Trousseau, à Paris, avant de devenir cadre de santé – un statut accessible après une formation aux infirmiers

---

1. *Chirurgiens au féminin ? Des femmes dans un métier d'hommes*, *op. cit.*

2. Christelle Penneçot, « Histoire de la profession d'infirmière en France », Unité d'enseignement 3.1 S1, IFSI Dijon, 23 septembre 2015.

3. Entretien avec l'auteure, 6 avril 2018.

se prévalant de cinq ans d'exercice à temps plein. Elle est également philosophe, saluée par le prix de thèse Université Paris-Est en 2017.

« La symbolique qui se rattache à la profession, sur l'oubli de soi, reste très religieuse. Jumelée au modèle du métier où ceux qui décident sont les hommes et celles qui exécutent, les femmes. Il semble tout à fait normal qu'on obéisse à ces messieurs. L'aspect sexuel va avec : on est soumises à certains docteurs, avec leurs blagues à la noix et leurs réflexions pernicieuses. »

Isabelle Ménard ne dit pas le contraire : « On est quand même parties de : les bonnes sœurs qui se donnent pour les pauvres et malades. Maintenant qu'on lutte pour la reconnaissance de la valeur de la pratique de soins, ce n'est pas évident de faire fi de cette histoire. » Responsable de formation, elle a parfois dû batailler, au sein même de son établissement, contre ces représentations.

« Toutes les affiches de soirée montraient des filles légèrement vêtues, avec croix rouge, blouse ouverte et seins qui dépassent. Ça s'est un peu calmé, mais, à l'époque, je cherchais les étudiants pour leur dire que c'était négatif pour l'image de la femme. Suggestif et humiliant[1]. »

1. Entretien avec l'auteure, 21 mars 2018.

Cette tendance à la relativisation s'inscrit aussi dans un contexte particulier, connu et inlassablement dénoncé. En effet, comment parler des violences à l'hôpital sans évoquer les conditions de travail déplorables des soignants, violence institutionnelle s'il en est ?

Syndicats, infirmières, internes, aides-soignantes, médecins, patients, toutes celles et tous ceux qui font vivre les établissements publics de santé n'en peuvent plus de le répéter : ces lieux sont à l'agonie. Une agonie d'autant plus douloureuse que le personnel soignant ne ménage pas son dévouement.

Véritable cocotte-minute, l'hôpital public français menace d'exploser depuis des années. Sous-effectifs, manque de moyens, installations vétustes, personnel à bout, tous les ingrédients du cocktail n'attendent plus que la mèche qui les allumera. L'épuisement physique et moral des hospitaliers transparaît à longueur d'articles et de reportages, sans que des réponses concrètes leur soient jamais apportées.

À l'hôpital psychiatrique du Rouvray, il aura carrément fallu dix-huit jours de grève de la faim des soignants en juin dernier pour obtenir un geste des autorités. Ainsi, après deux mois de conflit, l'agence régionale de santé cède aux revendications : la création de trente postes est annoncée.

Lors de l'ouverture de la première journée scientifique contre la maltraitance et le harcèlement au sein de l'hôpital public, le 16 février 2018, le professeur Philippe Halimi, président de l'association Jean-Louis Mégnien, organisatrice de l'événement, dresse le constat d'un service public à genoux. « L'hôpital n'est plus le lieu d'échanges que l'on croit. L'état des lieux est alarmant, y travailler peut tuer », alerte-t-il, face à un parterre de médecins souvent en difficulté dans leur établissement.

L'amphi de la faculté de médecine Paris-Descartes n'est pas complètement plein, mais les spécialistes inquiets et impliqués en peuplent les rangs. « Ce phénomène généralisé de maltraitance provoque des tragédies humaines et un énorme gâchis professionnel. Quand on se bat pour lutter contre les maltraitances contre le personnel, on se bat aussi contre les mauvais traitements des patients : il y a un cordon ombilical entre les deux », martèle le chef de service.

Applaudissements anxieux de ses confrères. « Aujourd'hui, on a fait sauter l'illusion que l'hôpital était un lieu protégé, renchérit par téléphone Bénédicte Lombart. On découvre que c'est pire que ça, qu'il s'agit d'un lieu de haute dureté. »

Dureté des conditions de travail, dureté aussi des relations, qui encouragent les victimes à relativiser.

Si, chaque jour, vous devez encaisser la douleur des patients, leur entassement dans les couloirs faute de lits, les larmes de vos collègues au bord de l'épuisement, les changements de planning de dernière minute pour assurer le service minimum, la surcharge de travail, les invectives des chefs débordés, votre propre souffrance passe à la trappe. C'est ainsi que se perpétue la relativisation.

Oui, vous avez été humiliée, mais comme ce vieux monsieur parqué dans un couloir. Oui, vous avez été mise plus bas que terre, mais comme cette malade à qui vous n'avez pu faire qu'une toilette « VMC », visage-mains-cul. Oui, vous êtes victime, mais comment prendre le temps de vous confier auprès de votre cadre qui court dans tous les sens ?

Oui, l'hôpital vous a rendue malade, mais comme tous les jours de l'année. Vous êtes anesthésiée à la douleur, habituée depuis des années à serrer les dents ; alors, cette souffrance supplémentaire que vous avez subie, harcelée ou agressée, vous allez la taire et la garder pour vous. Voilà bien trop longtemps que votre travail vous mine.

Et si vous parlez, vous allez, en plus, vous retrouver isolée. Justine n'a jamais été mise en relation avec la directrice adjointe qui racontait avoir aussi des rapports tendus avec son agresseur. Plus dur encore, toutes ses collègues lui ont tourné le dos.

Victimes elles aussi, elles ont pourtant complètement coupé les ponts avec la jeune femme.

Elles ont certes consenti à être auditionnées par la police, mais Justine n'a plus aucune nouvelle d'elles depuis la médiatisation de son affaire dans la presse locale et spécialisée. « Parce qu'elles travaillent toujours dans le même service, qu'elles souhaitent y rester et qu'elles ne veulent pas d'histoires[1] », estime l'infirmière.

Tentant de masquer sa déception derrière une voix posée, elle se souvient : « Quand elles ont accepté d'être auditionnées, elles m'ont demandé si leurs noms allaient être diffusés ; elles étaient très, très inquiètes à ce sujet. Je leur ai dit que non, que tout resterait anonyme jusqu'au jour où lui serait auditionné. Ça, ça leur a fait très peur et je pense qu'elles ont coupé les ponts pour cette raison. Parce qu'elles travaillent encore là-bas. »

Peut-être les infirmières ont-elles subi les représailles tant redoutées. Ou peut-être ont-elles simplement constaté d'elles-mêmes le parcours de combattante qu'a dû traverser Justine. Le médecin a, depuis, été auditionné – il nous l'a lui-même confirmé en refusant notre demande d'interview. Il reste bien entendu présumé innocent et a contesté les faits.

---

1. Entretien avec l'auteure, 28 février 2018.

Obéissance, dévouement, relativisation. Dans les esprits et les habitudes, donc, tous les éléments sont en place pour que se perpétuent les violences sans jamais faire de vagues. Sans compter que dans le décor flotte aussi une ambiance particulière : celle de la culture carabine, qui vient appuyer tous les travers de ce devoir d'obéissance enseigné aux infirmières. Une culture à laquelle les médecins ont été biberonnés et que les agresseurs invoquent parfois jusqu'au procès pour justifier leurs actes.

4.

La culture carabine

Lina prend ses marques en chirurgie. La jeune interne a débarqué il y a peu dans le service, elle essaie de s'intégrer tout en gardant l'air sérieux. Seule fille parmi les étudiants qui viennent d'arriver, elle sait qu'elle a deux fois plus à prouver.

Ce matin, en prenant son poste, elle a fait le tour des malades avec le chef. Il l'a prévenue : pour le dernier patient, les risques d'infections sont trop nombreux, il faudra l'opérer en sous-vêtements. « Vous êtes sérieux ? » s'exclame, interloquée, l'étudiante aux longs cheveux noirs. « Évidemment », réplique le chirurgien, glacial, sans même lever les yeux sur elle.

En fin de journée, Lina traverse donc les couloirs sous la lumière crue et inquisitrice des néons, la tête basse pour ne croiser aucun regard. La voilà donc qui pénètre en culotte et soutien-gorge dans le bloc. Elle a l'air drôlement attifée avec son calot et ses sabots. Un peu gênée, elle entre dans le sas pour se nettoyer les mains, tentant tant bien que mal de déplacer son corps sans attirer l'attention.

Une infirmière arrive alors, elle aussi en soutif, et lui annonce que l'intervention est remise au lendemain. Le chirurgien, dont elle n'aperçoit que le torse nu par la vitre, lui fait un signe de la main pour confirmer. Soupir de soulagement. Lina saisit une blouse stérile, s'emballe dedans et traverse le couloir à toute vitesse pour, couverte, rejoindre le vestiaire.

Le lendemain, c'est le même cinéma. Cette fois, elle n'y échappera pas. Lina attache ses cheveux en chignon serré, prend une grande respiration et se dévêt de nouveau. Rebelote, le calot, les sabots et le lavage de mains.

Yeux rivés au sol, l'interne quasi nue entre timidement dans le bloc, en sous-vêtements. Un éclat de rire général la tire brusquement de sa gêne. Autour d'elle, le chirurgien, son assistant, et même les deux infirmières, sont tous entièrement habillés. L'un d'entre eux brandit même son téléphone pour la prendre en photo.

Les larmes montent, mais Lina serre les dents. Eux, écroulés de rire, lui expliquent que cette histoire d'opération à moitié nue n'était qu'une farce depuis le début. En rage, l'interne quitte le bloc.

Le lendemain, elle déboule dans le bureau du doyen de sa fac. Le bonhomme s'étrangle en entendant son récit. Alors, à son tour, il débarque dans le pôle de chirurgie, dont il connaît certains des titulaires, de vieux camarades.

« Maintenant, ça suffit, ces conneries ! » les arrête-t-il sans ambages. « Tu nous emmerdes, lui répondent ses collègues sur le même ton. C'est la tradition. » S'ensuivent une belle engueulade et des menaces, très concrètes, de rétorsion. Le doyen de la faculté a, effectivement, quelque pouvoir au centre hospitalo-universitaire.

Alors, face à la possibilité de sanctions, le discours change et les chefs de service se plient à sa volonté. Mais combien auront subi le même bizutage avant Lina, sans oser en parler[1] ?

Pour encourager la parole, justement, Elsa, élue étudiante, a lancé une campagne dans sa fac de médecine parisienne. Elsa, c'est le pseudo qu'elle s'est choisi pour militer. Féministe, très engagée, elle se bat contre le machisme de sa future profession, auquel elle se retrouve confrontée en cours, en stage, avec les professeurs, les docteurs et même ses camarades.

« Tu la sens, ma bite bien dure, derrière toi ? », « T'es la nouvelle ? T'avales quand tu suces ? », « Allez, la nouvelle ! À poil ! », « Oh, la nouvelle !

---

1. Cette histoire nous a été rapportée par un témoin. Certains détails ont été modifiés, afin de protéger la victime.

Tu ne m'as toujours pas répondu : t'avales quand tu suces ? ». Voilà ce qu'on peut lire sur les affiches de cette campagne, initiée en 2015 et lancée en 2017. Ces propos vous choquent ? « C'est pourtant ce que nous, on entend tous les jours[1] », insiste Elsa.

Et pour preuve, en préparant cette même campagne, une étudiante s'est laissée aller à quelques confidences sur sa première fois dans un bloc opératoire. Le chirurgien y aurait passé la totalité de l'opération à décrire par le menu ses dernières vacances à l'étranger, et notamment ses multiples rendez-vous avec des prostituées. Pour le plaisir de partager des détails glauques, mais surtout pour mettre mal à l'aise la petite nouvelle.

Seulement voilà, les petites nouvelles, comme Lina ou Elsa, refusent parfois de se laisser faire. Ainsi, l'action de l'élue étudiante a pu mettre fin aux maltraitances d'un praticien hospitalier tristement célèbre pour ses agissements.

« Ce médecin, on en entend parler depuis plusieurs années. Il n'enseigne pas dans ma fac, mais on le côtoie en stage. On conseillait aux filles de ne pas rester de garde le dimanche avec lui, de se protéger[2]... » La docteure en devenir a donc compilé les

1. Entretien avec l'auteure, 12 janvier 2018.
2. Entretien avec l'auteure, 2 février 2018.

témoignages à son sujet, en remontant uniquement aux deux ou trois dernières années.

Extraits : « Je l'ai vu renifler les fesses d'une infirmière » ; « Certaines infirmières m'avaient confié redouter plusieurs semaines à l'avance leurs gardes avec lui. D'ailleurs, par deux fois, j'ai repris des gardes avec lui, car mes co-externes filles ne voulaient pas y aller ». Le tout agrémenté de violences sur les patients, de harcèlement moral et d'insultes.

Tous ces récits ont ensuite été envoyés aux responsables de la faculté et de l'hôpital. Philippe Ruszniewski, le doyen de l'université Paris-Diderot, confirme avoir également écrit à la directrice de l'établissement où exerce ce praticien, ainsi qu'à son chef de service, leur demandant de prendre « toutes les mesures pour que ce médecin ne soit plus au contact des étudiants. Je l'ai convoqué, lui, ici même[1] ». Le premier concerné aurait d'ailleurs fait amende honorable auprès des externes, regrettant son comportement.

Il aura pourtant exercé en toute impunité pendant près de dix ans, avant qu'Elsa ne recueille ces témoignages. Alors même que, dans les couloirs de la fac, sa réputation était bien connue. Au-delà d'un signalement à l'encadrement universitaire, pourquoi

1. Entretien avec l'auteure, 21 mars 2018.

les victimes ne sont-elles pas allées plus loin et n'ont-elles pas lancé de démarches disciplinaires ?

« Une procédure à l'Ordre ou au pénal, ça ne peut pas marcher. On veut mettre ça derrière nous et simplement s'assurer que ça ne se reproduira pas pour les suivantes », élude l'élue. La crainte des représailles est également très forte chez les étudiantes, d'après Philippe Ruszniewski. Une fois de plus, les plus faibles ne peuvent répliquer à ceux qui conservent le pouvoir et pourraient prendre des mesures de rétorsion à leur encontre.

Elsa, elle-même, s'attire régulièrement des volées de bois vert pour chercher à dénoncer ces violences. Ainsi, alors qu'elle lance un jour un appel à témoins sur Facebook afin de recueillir des témoignages sur les humiliations vécues par les étudiantes en médecine, elle doit encaisser blâmes et réprobations de ses camarades. Quand bien même elle reçoit, en privé, de nombreux messages de jeunes femmes à bout.

Car on ne critique pas comme ça l'esprit carabin, cette culture propre aux étudiants en médecine, faite de chansons paillardes, de blagues à caractère morbide ou sexuel, de pratiques désinhibées… Loin de rester confinées à l'hôpital, ces pratiques suintent également sur les bancs des facs de médecine, où se perpétue cette ambiance graveleuse.

À l'instar de ce praticien qui balance en cours : « Si une femme arrive avec un string léopard et des problèmes de ventre, ne cherchez pas du côté de l'appendicite, mais des MST. » Ou cette question lors d'un examen blanc, en avril 2016 : « Une patiente de 35 ans reçoit une fessée sur son lieu de travail par son supérieur hiérarchique devant ses collègues. Elle consulte aux urgences. Vous réalisez ? », suivie, dans les choix de réponses, de : « Vous lui demandez d'aller au coin, car elle n'a pas été sage[1]. »

Ces profs ne sont pas les seuls à se vautrer dans de telles élucubrations. En octobre 2017, la fac de médecine de Caen a droit aux honneurs des médias, régionaux et nationaux. *Le Monde*, *Paris Match* ou encore *Ouest France* se font l'écho de drôles de traditions perpétuées lors des journées d'intégration.

C'est par la voix de SUD Éducation Calvados et du syndicat étudiant SL Caen que l'alerte a été donnée, poussant la procureure de la République de Caen à ouvrir une enquête sur des soupçons de bizutage, lors du week-end de 2016. En cause, une liste de « commandements » que les étudiants de deuxième année étaient incités à réaliser, voire à filmer,

1. « "Sexisme ordinaire" lors d'un examen blanc de médecine », *Le Monde*, 12 avril 2016.

pour gagner des points lors de leur intégration. Un catalogue de soixante-neuf – on notera l'originalité – actions, comprenant par exemple le fait de « simuler un coït dans une cabine d'essayage pendant au moins trois minutes », « donner une fessée à trois inconnu(es) dans la rue en criant : "T'aimes ça, coquine" », « photocopier ses seins » dans l'association étudiante organisatrice de l'événement, ou « faire un Jacquie&Michel »[1], en référence aux pornos.

Interrogée par *Ouest France*[2], une étudiante évoque le flou entretenu autour du consentement des participantes. « Qu'on arrête de dire que ça n'est pas grave. Si, c'est grave de subir autant, puis de reproduire, au nom de la tradition. Si, c'est grave qu'une jeune fille se sente obligée de photocopier ses seins pour s'intégrer », s'insurge-t-elle.

C'est que, dans la tradition carabine, la connotation sexuelle est partout. Il s'agit même d'une « caractéristique » des pratiques estudiantines en médecine, si l'on en croit Marie-France Henry, présidente du Comité national contre le bizutage. Ce

1. « Bizutage à Caen : la liste des "défis" abjects donnée aux étudiants », L'Internaute, 25 octobre 2017.

2. Aurélie Lemaître, avec Laurent Neveu, « Caen. Enquête sur des bizutages au sein de la corpo médecine », *Ouest France*, 31 octobre 2017.

que confirme l'anthropologue Emmanuelle Godeau dans un livre consacré à la formation des internes en médecine : « Chez les carabins, l'exhibition des attributs sexuels fait partie du langage de la coutume, dans sa forme la plus extrême[1]. »

L'excuse, souvent rabâchée, de la dureté du métier – confrontation à la mort, à la maladie, à la nudité – ne convainc en rien la présidente du Comité national contre le bizutage. « Ce n'est pas parce qu'on se retrouve face à la mort qu'on va forcer une fille à montrer ses seins ou à mimer un acte sexuel ! Enfin, quel est le rapport[2] ? » s'emporte-t-elle.

La militante attend une prise de position forte de la part de l'encadrement pour que ces agissements cessent, et des sanctions immédiates de l'institution contre les auteurs. « Mais, comme la hiérarchie perpétue… Trop souvent, avec le corporatisme, on soutient les coupables. Mais non, il faut aider les victimes », répète-t-elle.

La hiérarchie perpétue. Et pour cause, il paraît que c'est comme ça depuis toujours ; alors, à quoi bon changer les vieilles traditions ? « Vous savez,

1. Emmanuelle Godeau, *L'« Esprit de corps ». Sexe et mort dans la formation des internes en médecine*, Maison des sciences de l'homme, 2007, p. 99.

2. Entretien avec l'auteure, 12 avril 2018.

les facs de médecine vivent en vase clos. “En médecine, c’est pas pareil”[1] », ironise Karine Chevreul.

Chargée de l’égalité femmes-hommes au sein de l’UFR de médecine de l’université Paris-Diderot, elle a notamment exercé à l’hôpital. Entre deux gorgées de café, elle partage son exaspération face à l’argument, maintes fois ressassé : « Faut pas exagérer, c’est comme ça depuis toujours. » Comme si le fait d’avoir installé des pratiques dégradantes depuis des années excusait le fait de les reproduire.

Avec gouaille, la docteure illustre son propos de multiples anecdotes. Ici, ce chef de clinique qui embrasse une interne dans le cou, en lui murmurant : « Ce n’est pas la peine de porter plainte, d’autres ont déjà essayé. » Là, ce chirurgien orthopédique qui refuse de lui valider son stage quand, étudiante, elle quitte le bloc avec fracas après s’être fait insulter. « Ce gars-là, il jetait les instruments à la tête des infirmières », critique-t-elle.

Ou encore ce praticien hospitalier qui lui répond que « ce n’est pas bien grave » quand un chef de service la coince derrière une porte. « Heureusement, sur le coup, j’ai pu me défendre, je suis grande gueule… Mais d’autres ? »

---

1. Entretien avec l’auteure, 6 mars 2018.

En pestant contre ce sentiment d'impunité, Karine Chevreul nous décrit un processus de « re-normalisation » à l'œuvre dès les études de médecine et qui conditionne ensuite les esprits de ceux qui travaillent à l'hôpital.

D'abord, toutes les règles précédemment établies – respect, pudeur, consentement – volent en éclats. Puis les bisous dans le cou, les remarques déplacées, les mains aux fesses et l'assujettissement deviennent le standard. « C'est pour ça que c'est fermé, pour que les gens se sentent spéciaux. Il s'agit d'un milieu clos, totalement hermétique aux autres. Si tu n'adhères pas à ces normes-là, c'est fini pour toi. Le droit tribal prévaut sur le droit commun. »

Autrement dit, l'entrée dans les études de médecine s'accompagne d'une sorte de reformatage de la raison, qui va ensuite empoisonner les relations.

La « re-normalisation » se poursuit, plus intensément encore, dans l'enclave de l'hôpital. Car les futurs praticiens ne franchissent pas si aisément le seuil des établissements ; « pour être intégrés au collectif de travail, les entrants doivent faire allégeance à cette culture carabine », analyse Marilyn Baldeck, la déléguée générale de l'AVFT.

D'après la spécialiste, cette culture instaure une spécificité hospitalière. Par rapport à d'autres environnements de travail, « la violence n'est pas structurée uniquement autour des rapports de pouvoir. Il y a véritablement une culture propre à l'hôpital[1] ».

Une culture dont se réclament parfois ouvertement des agresseurs, lors de procès ou, lorsqu'ils sont étudiants, devant les sections disciplinaires universitaires. Ainsi, à l'automne 2018, est affichée dans les couloirs de l'université Paris-Descartes la sanction disciplinaire de Louis. L'externe est exclu de l'université pour deux ans, dont un avec sursis.

En janvier 2018, sa co-externe dans un hôpital pédiatrique bataille avec un logiciel récalcitrant et lui demande de l'aide pour en venir à bout. « Après une "taquinerie verbale", il se place derrière elle et lui aurait "attrapé" la poitrine », décrit le rapport administratif rédigé par le praticien hospitalier et l'assistant chef de clinique auxquels s'est confiée la victime. Il faut d'ailleurs souligner le courage de cette étudiante, qui n'a pas hésité à informer ses supérieurs du comportement de son co-externe.

Effectivement, Louis reconnaît avoir posé ses mains sur les seins de sa collègue et les avoir pressés. Et si, honteux, il s'est ensuite répandu en excuses,

---

1. Entretien avec l'auteure, 1er mars 2018.

lors de son audition disciplinaire, il a néanmoins « prétendu atténuer la gravité [de son comportement] en rappelant l'ancienne tradition des blagues de carabins ».

En d'autres termes, tripoter une camarade contre son gré n'était certes pas une très bonne idée ; mais, après tout, cette pratique fait partie des études de médecine, non ?

Visiblement, la « plaisanterie » carabine n'a pas été au goût de la section disciplinaire de l'université. « Si une ancienne tradition a pu tolérer ce genre de comportements assortis de propos à connotation sexuelle ou morbide, il reste qu'ils ont toujours été objectivement condamnables. Seule la complaisance coupable d'une société et d'un milieu sexistes ont permis qu'ils perdurent jusqu'à ces dernières années. Toutefois, la société, en général, et la communauté universitaire, en particulier, refusent désormais de couvrir davantage ces comportements qui apparaissant aujourd'hui évidemment pour ce qu'ils ont toujours été, à savoir des comportements fautifs qui nuisent à la vie en société, en général, et au bon fonctionnement de l'institution universitaire, en particulier. [...] S'il est possible de tenir compte des regrets exprimés, en revanche l'argument tiré de la tradition carabine est irrecevable », relate la décision.

Un positionnement intéressant, à bien des égards. D'abord, parce qu'il condamne franchement les faits. Surtout, il a l'honnêteté de rappeler que, dans un passé pas si lointain, les agressions ou le harcèlement sexuels ont pu être « tolérés », voire « couverts », au nom de la tradition carabine.

Le seraient-ils encore, ailleurs ?

Arrêtons-nous sur une des manifestations les plus médiatisées de cette culture : les fresques de salle de garde. « On [en] parle souvent, mais c'est loin d'être le seul problème, ou le problème principal. À Marseille, par exemple, il n'y en a pas, et le sexisme est tout de même présent », nuance d'abord Alizée Porto auprès de Mediapart[1].

Cheffe de clinique à l'hôpital de la Timone, à Marseille, elle a été l'une des responsables de l'ISNI et a coordonné une enquête[2] parue à l'automne 2017 portant sur le sexisme chez les internes.

Les salles de garde et les peintures qui les décorent gardent malgré tout une place de choix dans l'imaginaire hospitalier, pour le novice comme pour l'aguerri. À tel point que la docteure et anthropologue Emmanuelle Godeau consacre une partie

1. Dan Israel, « Alizée Porto : "Le sexisme est toujours un sujet majeur dans le milieu hospitalier" », Mediapart, 19 octobre 2018.

2. ISNI, « Hey doc, les études médicales sont-elles vraiment sexistes ? Enquête égalité femme-homme », *op. cit.*

de son ouvrage *L'« Esprit de corps »* à ces espaces servant à la fois de réfectoire et de lieu de repos pour les internes, traditionnellement garnis de peintures à caractère porno, caricaturant les pontes de l'hôpital[1].

« De fait, sitôt que l'on en franchit le seuil, le corps saute littéralement aux yeux à travers les fresques qui ornent les murs. Indiscutablement la sexualité domine la scène, ou plus exactement l'obscénité puisque ici tout est montré. Une obscénité crue, sans retenue ni censure, qui, pour être parfois drôle, est souvent violente, agressive. Pourtant, chaque jour, des dizaines d'internes mangent avec appétit devant ces personnages grimaçants, accouplés dans toutes sortes de positions, hommes aux phallus gigantesques, femmes écartelées, voire enfants empalés[2] », écrit la chercheuse.

C'est précisément ce qui dérange Léa, étudiante en médecine à Toulouse. À l'hôpital Purpan, où elle effectue un stage, ce sont des moines vêtus de leur bure brune et entourés de jeunes femmes minces, nues, à la peau rose ou bleue, installées dans des positions lascives, comme à leur service, qui

1. Leur nombre serait d'ailleurs en diminution, si l'on en croit François Béguin, « En salle de garde, des fresques obscènes intouchables », *Le Monde*, 17 novembre 2017.

2. Emmanuelle Godeau, *L'« Esprit de corps ». Sexe et mort dans la formation des internes en médecine*, *op. cit.*, p. 170.

garnissent les murs de l'internat de l'établissement. En guise de moines, en fait, on reconnaît des dirigeants de l'hôpital.

Blasée, Léa finit par lâcher lors d'un repas qu'elle n'en peut plus, de cette peinture graveleuse. La fresque lui sort par les yeux. Ça tombe bien, sa collègue assise à ses côtés la trouve elle aussi ignoble. Et une autre fille à l'autre bout de la table souffle qu'elle en a marre. Il n'en fallait pas plus pour monter un collectif mixte d'une dizaine d'internes et d'externes. En guise de première action, le 11 janvier 2017, ses membres accrochent une banderole sur la peinture : « Ceci est du harcèlement sexuel. Qu'en pensez-vous ? »

« Nous, on est heurtées, mal à l'aise face à ça ; on avait envie de le questionner, d'en discuter avec ceux qui y adhèrent[1] », explique Léa. Comme sa camarade à l'origine de l'action, elle se destine à la médecine générale et ne craint donc pas les répercussions sur sa carrière hospitalière, contrairement à d'autres membres qui souhaitent rester plus discrètes.

De fait, leur opération aura été de courte durée. À peine une quinzaine de minutes ont eu le temps de s'écouler avant que la secrétaire de l'internat – employée par l'association qui gère le lieu au

---

1. Entretien avec l'auteure, 2 mars 2018.

quotidien, les soirées, l'organisation, etc. – ne leur demande de retirer la banderole.

Dans un article pour *La Dépêche*, la journaliste Gaëtane Rohr relate : « "Certaines personnes n'ont pas du tout apprécié, a avancé [la secrétaire de l'internat]. Je trouve ce débat intéressant, mais on ne peut pas imposer ça. Il faut faire une demande d'autorisation pour ce type de manifestation. Je vais vous envoyer un mail vous rappelant vos droits et devoirs d'internes. Avec une action telle que celle-ci, on pourrait vous interdire l'accès à la cantine et vous envoyer au self du personnel."

« En aparté, Bernadette [la secrétaire de l'internat] glisse que "la fresque fait partie de la culture carabine, elle a marqué la fin de cette période, lorsque les bizutages ont été interdits. Il ne faut pas tout mélanger, je trouve que Catherine Deneuve[1] n'a pas tout à fait tort dans sa tribune[2]…" »

Justement, ne serait-ce pas cette même culture carabine qui permet aux supérieurs de Léa, ou même à ses co-internes, de la surnommer « ma foufoune »

---

1. Gaëtane Rohr, « La fresque sexiste qui choque plusieurs internes de l'hôpital Purpan », *La Dépêche*, 11 janvier 2018.

2. En référence à la tribune publiée par *Le Monde*, le 9 janvier 2018, intitulée « Nous défendons une liberté d'importuner, indispensable à la liberté sexuelle », signée par un collectif de 100 femmes, dont Catherine Deneuve.

et de lui balancer blagues machos et propositions sexuelles sans ciller ?

« Dans un autre hôpital, raconte Léa, j'ai été représentante des internes en CME ; la personne qui faisait le plus de blagues à connotation sexuelle était un ancien chef de service, président de la commission. »

Dans une lettre ouverte adressée à Anne Ferrer, la directrice générale du CHU de Toulouse, et aux membres du bureau de l'internat de médecine de Toulouse, le collectif rassemblant Léa et ses camarades, baptisé Jeudi Onze en référence à la date de leur action, souligne clairement cet embarras : « Il est difficile de nous exprimer quand les auteur-e-s de ces propos sont nos supérieur-e-s hiérarchiques et que la validation de nos stages en dépend. »

Encore une fois, ceux qui s'autorisent ce genre de remarques sur leurs subordonnées occupent le haut de la pyramide.

La fresque de Purpan a finalement été retirée, sur demande de la direction de l'hôpital. *Quid* de toutes les autres, à Toulouse et ailleurs en France ?

En novembre 2017, en pleine tempête médiatique autour de l'affaire Weinstein, Martin Hirsch, directeur général de l'Assistance publique-Hôpitaux de Paris, prend position sur le sujet : « Une culture carabine, c'est savoir être drôle, savoir utiliser la dérision, mais pas abuser d'un pouvoir de domination. Nous aurons à trancher la question de savoir s'il faut ou non repeindre les salles de garde dont les fresques doivent être considérées comme un témoignage de pratiques révolues, pas comme une incitation à maintenir des traditions malsaines[1]. »

Une semaine plus tard, une tribune publiée dans le *FigaroVox* s'alarme du retour de la « morale ». Les docteurs Valérie Briole, Gérald Kierzek, Jérôme Marty et Dinah Vernant y défendent les fresques de salle de garde, « témoignage culturel qu'on ne peut détruire[2] ». De fait, il semble qu'à l'AP-HP, qui n'a pas répondu à nos questions mais à celles du *Monde*, « on ne se précipite pas[3] » pour repeindre les fresques.

« Rappelons ce que disait Jean-François Deniau, combattant des droits de l'homme et fondateur du prix Sakharov : "La tradition n'est pas bonne, la tradition n'est pas mauvaise, c'est la tradition." [...] La salle de garde est de ces lieux où l'on n'obéit pas, où l'on se moque du pouvoir, du sacré et de la

1. François Béguin, « Harcèlement sexuel à l'hôpital : "De vieilles traditions ne sont plus tolérables" », *Le Monde*, 27 octobre 2017.

2. Valérie Briole, Gérald Kierzek, Jérôme Marty et Dinah Vernant, « Repeindre les salles de garde des hôpitaux : au secours, la Morale revient ! », *Le Figaro*, 3 novembre 2017.

3. François Béguin, « En salle de garde, des fresques obscènes intouchables », art. cité.

mort », écrivent les signataires de la tribune pour leur défense.

Une symbolique également soulignée par la médecin et anthropologue Emmanuelle Godeau dans son ouvrage, puisqu'elle perçoit les fresques comme « un moyen privilégié, voire paradigmatique pour nos carabins, de s'opposer à l'ordre du monde dominé par la pudeur et la décence (justement prôné par leur éthique professionnelle et prévalant à l'hôpital)[1] ».

Même si elle conçoit leur rôle presque militant, Emmanuelle Godeau reconnaît que, lorsqu'elle a rédigé sa thèse à l'origine de son livre, la partie la plus dure à écrire a précisément été celle consacrée aux fresques.

« Parce qu'il s'agit de productions très violentes, surtout quand on est une femme, nous glisse-t-elle. Ce sont des visions terribles des corps éventrés par des sexes béants, les femmes ne sont que des objets sexuels d'hommes au phallus géant[2]. »

Aujourd'hui médecin conseiller de la rectrice de Toulouse, elle a accepté de se replonger dans sa recherche vieille d'une dizaine d'années pour nous

---

1. Emmanuelle Godeau, *L'« Esprit de corps ». Sexe et mort dans la formation des internes en médecine*, *op. cit.*, p. 187.

2. Entretien avec l'auteure, 12 février 2018.

éclairer sur les origines de cette tradition. En 1802, Napoléon crée l'internat, formation ultra-élitiste de l'époque, dont les étudiants proviennent des catégories supérieures de la société. « Ils manifestaient leur supériorité à l'égard de tous, notamment au niveau inférieur de l'hôpital. Ce n'est pas forcément encore en cours, mais se maintient un peu. »

Les rituels apparaissent alors, inscrits dans la réalité du XIXe siècle, celle de jeunes hommes extrêmement sollicités professionnellement, passant leur vie à l'hôpital. Un temps où énormément de malades mouraient, où les internes étaient confrontés à la mort, à la nudité et à la misère sans y être préparés. Intensément immergés dans cette atmosphère, ils cherchaient à développer une « soupape ».

« Ils devaient se débrouiller tout seuls, entre eux ; donc tout sortait dans la salle de garde pour qu'ils puissent rester de bons professionnels au-dehors. Aujourd'hui, la fac a mis en place des choses pour gérer ces émotions, ces étapes sont pensées dans la formation des médecins. Donc il y a moins besoin de cette forme de décompression. » On notera par ailleurs que les aides-soignantes ou les infirmières, confrontées aux mêmes horreurs, n'ont pas les mêmes loisirs.

L'anthropologue voit dans la banderole de Jeudi Onze « une rupture de la tradition ». Car si, au début du XIXe siècle, ces comportements s'inscrivent dans une société qui les accepte assez bien, les femmes étant largement considérées comme inférieures aux hommes, « maintenant, ça ne fonctionne plus du tout. Sortir la tradition de son contexte pose question, il faut être cohérent. Jusqu'où ça fait encore sens aujourd'hui ? À part dans la mémoire de quelques nostalgiques ? »

Des nostalgiques qui, selon elle, ne constituent plus la majorité des rangs. Même si, parmi ceux qui ont vécu cette tradition, certains en restent imprégnés, notamment dans leurs relations avec leurs collègues.

« La salle de garde est une façon d'exprimer ce qui demeure ailleurs beaucoup plus fort à l'hôpital : organisation très hiérarchisée, autorité aux mains des hommes… C'est ainsi que le pouvoir médical s'est construit. »

Il faudra bien s'y faire, « ces temps sont révolus et ne reviendront plus ! » tonne le professeur Henry Coudane dans l'amphi de la faculté de médecine de l'université Paris-Descartes. L'ancien doyen de la faculté de Nancy ne mâche pas ses mots face au public de la première journée scientifique de lutte contre la maltraitance et le harcèlement au sein de l'hôpital public, organisée par l'association Jean-Louis Mégnien en février 2018.

Il cite la fameuse ritournelle lors de la pose d'un plâtre, où il s'agit de plonger des bandes dans de l'eau avant de les rouler, « en disant à la fille : "Bon, alors, tu mouilles et moi, je bande" ». Rires dans la salle. « Non, non, tolérance zéro », insiste le chirurgien aux cheveux blancs. Il embraie sur la citation d'un collègue en orthopédie : « Je fous un clou dans le fémur et il faut que ça frotte comme ma bite dans ton vagin. » « Là, vous riez moins », interpelle-t-il l'auditoire.

Face à tous ces docteurs, le professeur ne lâche pas son mantra : « Il est fini, le temps des gauloiseries où les femmes sont vitupérées. Le pseudo-humour chirurgical fait partie de l'histoire. Ce n'est plus possible, notre monde a changé. »

Quelques semaines plus tard, nous le retrouvons dans un café non loin de la rue de l'École-de-Médecine à Paris. Souriant, le chef de service d'orthopédie-traumatologie de l'hôpital central de Nancy passe commande avec beaucoup de courtoisie avant de plaisanter sur sa fin de carrière approchante et sa parole libérée. Sa retraite à venir est l'occasion d'évoquer son propre internat, dans les années 1970, à l'époque où il concernait uniquement les futurs spécialistes et non la médecine générale.

« Maintenant, tous les étudiants deviennent internes ; évidemment, ils sont beaucoup plus nombreux. Quand on était vingt par promo à Nancy, on se connaissait tous ; l'esprit de caste, c'était quelque chose. Il y avait des dessins grivois sur les murs, ça ne choquait personne ; le vestiaire, c'était un couloir devant le bloc où tout le monde, filles et garçons, se déshabillait ensemble. Tout ça, ça a changé[1]. »

Selon lui, la réforme de l'internat a permis l'arrivée massive de femmes dans les services. La loi HPST (Hôpital, patients, santé, territoires), en 2009, qui a réorganisé l'hôpital, a également changé la donne en partageant le pouvoir entre l'administration et les médecins. « L'esprit carabin n'est absolument plus ce qu'il était il y a vingt-cinq ans : c'est pour ça que je dis "tolérance zéro" ; sinon, c'est la spirale infernale », affirme l'ancien doyen.

Pourtant, beaucoup de personnes occupant aujourd'hui des postes à responsabilité restent formatées par ces traditions. « De deux choses l'une. Soit ils font la démarche de se dire que tout ça, c'est terminé. Soit ils essaient de refaire dans leur service ou leur pôle ce qu'ils ont connu quand ils avaient trente ans de moins, avec leur patron qui criait : "Le chef, c'est moi : tu la fermes et tu fais ce que je te dis." »

L'ancien doyen l'a lui-même bien compris. Il y a une dizaine d'années, il avait pris l'habitude de recevoir les externes arrivant dans son service :

1. Entretien avec l'auteure, 7 mars 2018.

« Ici, vous savez, le sexe, ça ne nous intéresse plus ; l'argent, ça ne nous intéresse plus. Une seule chose compte : soigner l'humanité souffrante. » Avant d'en choisir une au hasard, à laquelle il lançait : « Toi, maintenant, tu vas passer à la casserole dans mon bureau. »

« C'était un peu lourd, vous allez me dire, mais ça, je l'ai fait, reconnaît-il un peu penaud. Je ne le fais plus. » Il s'indigne même, désormais, quand sa secrétaire lui raconte les remarques qu'elle a pu entendre d'une administrative de l'hôpital : « Voilà quinze ans que vous travaillez avec le même chef de service, on sait que ça se termine toujours au plumard. » Pour autant, il reste convaincu que, dans un cursus aussi long que celui de médecine, les étudiants doivent s'amuser. À tel point qu'il a déjà fait rugir sa Harley dans les couloirs de la fac de Nancy, la présidente de l'internat assise derrière son doyen, pour une fête organisée par les futurs docteurs. « Mais il faut trouver l'équilibre pour que la mayonnaise monte, tout en respectant certains principes », sourit-il.

La féminisation des promos peut-elle apporter une lueur d'espoir ? Beaucoup veulent y croire. Car, sur les bancs des facs de médecine, les étudiantes sont de plus en plus nombreuses. En 2013-2014, 65 % des nouveaux inscrits en première année étaient des femmes[1] et, entre 2012 et 2016, on compte en moyenne 58 % de candidates aux épreuves classantes nationales (ECN, l'examen de fin de sixième année, après l'externat)[2].

Malheureusement, Marie-France Henry, du Comité contre le bizutage, « ne voit pas la différence ». Ce qu'on constate également de l'autre côté de l'Atlantique. « L'augmentation du nombre de travailleuses dans le secteur de la santé n'a pas eu l'effet protecteur attendu pour ces médecins », note le magazine *AHC Media*, spécialisé dans l'information médicale[3].

Et à l'hôpital public français ? 52,5 % des médecins sont des docteures[4]. Ce qui n'empêche pas, loin de là, les étudiantes d'en prendre plein les dents, comme l'atteste une enquête de l'ISNI. Celle-ci révèle en effet que 8,6 % des personnes interrogées (aux trois quarts des femmes) ont vécu du harcèlement sexuel et 34 % des attitudes connotées au moins une fois ou quelques fois.

---

1. Direction de la recherche, des études, de l'évaluation et des statistiques (DREES), « Profil et parcours des étudiants en première année commune aux études de santé », juillet 2015, nº 927.

2. ISNI, art. cité.

3. Gary Evans, « #MeToo in Medicine ? Sexual Harassment in Healthcare », *AHC Media*, 5 février 2018.

4. Valérie Segond, « Médecine, justice… les filières sélectives se féminisent », *Le Monde*, 6 février 2018.

Dans près de la moitié des cas, les auteurs de harcèlement sexuel sont des médecins, supérieurs hiérarchiques (dont 10 % de chefs de service), puis des confrères sans supériorité hiérarchique (28 %). Enfin, 60,8 % des femmes se déclarent victimes de sexisme.

Visiblement, la féminisation n'a pas encore porté ses fruits. Les puissants continuent, comme ils l'ont toujours fait si l'on en croit les tenants de la tradition, à harceler les étudiantes au bas de la hiérarchie médicale de l'hôpital.

Ne serait-ce pas, d'ailleurs, parce que cette culture carabine autorise tous les débordements que les actes, lorsqu'ils se révèlent bien plus graves, restent largement impunis ?

5.

Les intouchables

« En fait, il s'agit d'un médecin. » Après plusieurs semaines, Sonia a finalement lâché son lourd secret. Elle a déjà passé la porte du local syndical auparavant, mais uniquement pour mentionner un homme qui « lui fait des avances » dans le service, sans aller plus loin. La responsable de la CFDT a bien senti qu'il y avait autre chose dans le récit de la contractuelle en charge du ménage. Alors, elles se sont revues, plusieurs fois.

Au fil des rencontres, la confiance s'installe, au point que Sonia accepte de lui révéler le poste occupé par cet homme qui la tourmente. Elle s'est autorisé cette confidence. « Une fois, il a même essayé de m'embrasser, un soir alors que je nettoyais », ajoute-t-elle. En effet, la jeune femme travaille dans les locaux lorsqu'ils sont vides, après les consultations.

Elle est terrifiée par ce docteur et panique à l'idée de se retrouver encore seule avec lui. « En plus, je suis contractuelle, personne ne va me croire », sanglote-t-elle sur la chaise du local. Elle craint aussi la colère de son époux, si jamais il venait à l'apprendre. Alors, elle refuse de porter plainte, mais autorise le syndicat à intervenir au niveau de la direction.

Ce que fait donc la syndicaliste en allant exposer les faits au chef de l'établissement, puis en lui déposant un dossier écrit. Mais rien. Pendant presque deux mois, aucune nouvelle. La responsable CFDT ne se laisse pas démonter et retourne frapper à la porte de la direction.

Surprise : elle découvre que le service des ressources humaines a mené son enquête et que Sonia n'est pas la première contractuelle à subir les avances répétées du médecin. Les cinq femmes l'ayant précédée à son poste ont toutes demandé à changer de service. Seule l'une d'entre elles, trop inquiète de son statut précaire, a refusé de témoigner. Sonia, comme les autres, sera donc déplacée et changée de secteur, pour sa propre protection.

Et le médecin ? Un simple rappel à l'ordre, à en croire la responsable syndicale CFDT Santé-Sociaux qui nous a raconté cette histoire.

« Mais il est resté en place ! s'indigne-t-elle. Il n'a pas été sanctionné, il n'a pas été puni. Il a simplement été convoqué, ça s'est passé en interne, le directeur nous a dit qu'il l'avait reçu, mais il n'a rien eu ! Et à l'hôpital, c'est comme ça[1]. »

Aucune sanction pour le médecin, aucun signalement auprès de l'Ordre des médecins, ni du Centre national de gestion, responsable de la carrière des praticiens hospitaliers.

Pourtant, les témoignages, nombreux, se recoupent. « Si ça avait été un homme d'une autre position dans la maison, je pense qu'il serait passé en conseil de discipline. J'ose l'espérer, en tout cas. »

Le chirurgien qui a agressé Justine, lui non plus, n'a pas été inquiété par sa hiérarchie. D'après nos informations du moins, puisque nos demandes d'interview sont restées lettre morte. Installé dans l'établissement depuis son internat, il est devenu au fil des ans un spécialiste réputé de sa discipline.

Pour justifier son impunité, la direction évoque l'absence d'autres témoignages au sein de l'établissement et affirme attendre les résultats de l'enquête de police – qui traîne désormais depuis plus d'un an et demi.

Mais, sur le plan disciplinaire, aucune enquête sur le chirurgien. D'après une syndicaliste qui a suivi le dossier, « la direction a minimisé l'affaire.

1. Entretien avec l'auteure, 14 février 2018.

Parce que c'est un médecin, un professeur, un chef de service. Il a été couvert par la CME, les toubibs se protègent entre eux ».

« Parce que c'est un médecin… » Comme pour Sonia ou Justine, la remarque revient souvent. Beaucoup de syndicalistes, défendant des femmes victimes d'abus de la part d'un docteur, effectuent ce parallèle avec d'autres professions.

Ainsi, Francis Sahal nous conte l'histoire d'un maître-ouvrier qui avait ni plus ni moins installé le vestiaire des femmes dans son bureau. Une des agentes sous les ordres de ce cadre de service croulait également sous ses SMS et appels téléphoniques, incessantes demandes de rendez-vous et propositions sexuelles.

Passé en conseil de discipline, le cadre a été rétrogradé. L'affaire des vestiaires a évidemment convaincu le jury, d'autant que la victime disposait d'enregistrements téléphoniques. « Le conseil aime les preuves matérielles. Sans elles, il y a peu de procédures. »

Pourquoi, alors, ne serait-il pas possible de faire de même avec de plus haut placés dans la hiérarchie hospitalière ? « Parce que les sanctions, c'est une question de classe, rétorque Francis Sahal. Plus vous montez, moins il y en a. » En clair, occuper les hautes places de la pyramide hospitalière assurerait une certaine impunité.

Une position nuancée par Anne Meunier, secrétaire générale du Syncass-CFDT, dont la majorité des adhérents sont des directeurs d'hôpital. « Je ne voudrais pas dire qu'on est plus laxiste avec les médecins qu'avec les autres personnels[1]. » D'après elle, le diagnostic d'impunité reposerait avant tout sur du ressenti, « parce que ça échappe aux agents sur place. Un conseil de discipline, même si ça reste confidentiel, se voit dans l'établissement, alors que là, pour les médecins, ça ne se passe pas sous leurs yeux ».

Et pour cause, le suivi disciplinaire des praticiens hospitaliers revient au Centre national de gestion, le CNG, à Paris. Loin des regards des collègues ou des subordonnés.

Assise à ses côtés, Aurélie Danilo, permanente de la section des directeurs d'hôpital du même Syncass-CFDT, tique tout de même un peu. Car, selon sa propre expérience, il ne serait tout de même pas si simple de lancer une procédure administrative à l'encontre de certains médecins, délocalisation à Paris ou non. « Je l'ai vécu dans mon exercice précédent. »

---

1. Entretien avec l'auteure, 25 avril 2018.

« Quand il s'agit d'un praticien établi de longue date dans l'établissement, qui peut parfois être un notable local, avec des appuis politiques, il faut reconnaître aussi les pressions subies par la direction, alors même que les faits sont graves… »

En bref, la solidarité corporatiste jouerait à plein. Elle serait même clairement palpable lorsque les directeurs entament un dossier disciplinaire, pour lequel ils ont besoin de l'appui du président et des membres de la CME, partie prenante de la communauté médicale de l'hôpital. Certains seraient donc des « intouchables », protégés par leurs pairs, même quand la direction daigne entendre les plaintes des victimes.

D'autant que le contexte de pénurie médicale n'incite pas vraiment à sanctionner les praticiens hospitaliers. Car les hôpitaux sont bel et bien à la peine pour recruter dans certaines spécialités et, parfois, les victimes passent au second plan. « Les établissements ne trouvent pas de médecins. Si vous foutez en l'air ceux qui sont là, vous foutez en l'air l'hôpital[1] », résume Francis Sahal.

Anne Meunier le reconnaît, le sujet reste extrêmement sensible à l'heure actuelle. « Où est l'intérêt général ? » s'interroge-t-elle, écartelée entre

1. Entretien avec l'auteure, 1er février 2018.

le bien-être des patients et celui des agents. « Ça n'excuse rien, mais, humainement, il faut le prendre en compte », abonde Aurélie Danilo.

Un ajustement qui fait parfois peser la culpabilité sur… les victimes, déjà bien démunies face à l'impunité des agresseurs. « Certains professionnels exercent dans des disciplines très pointues, rares ; on peut difficilement les remplacer. "Si on les bouge, on met le service et donc les malades en péril", voilà ce qu'on dit aux agentes[1] », peste Marilyn Baldeck de l'AVFT.

C'est ainsi que, à Lavaur, par exemple, quand les différentes équipes soignantes ont dénoncé les agissements d'un anesthésiste, la direction s'est inquiétée de la survie de la maternité de l'hôpital en cas de départ du professionnel. « On avait répondu que, s'il s'était cassé une jambe dans les escaliers, on aurait trouvé une solution », s'amuse Patrick Estrade, élu CGT de l'établissement.

On imagine effectivement qu'il n'est peut-être pas si aisé de trouver des anesthésistes parmi les 10 000 habitants de cette commune du Tarn, mais cela n'explique pas l'absence de sanction disciplinaire dont a bénéficié le praticien en question, le docteur Saïdi.

---

1. Entretien avec l'auteure, 1er mars 2018.

En septembre 2018 s'est tenu son procès au tribunal de Castres. Face à lui, trois infirmières âgées de 34 à 46 ans, et un infirmier anesthésiste de 56 ans. « Il voulait que je l'embrasse. J'ai refusé. Il s'est approché et m'a forcée. D'autres fois, il m'expliquait qu'il faut être stupide pour tomber amoureux. Il me disait : "Plus tu me repousses, plus tu m'excites ; je vais te faire couiner la tête dans l'oreiller." Un jour, en arrivant dans le service, il m'a lancé : "Tu as vu ta tête ? Tu as sucé toute la nuit !" Une fois, il m'a tendu un billet de 5 euros en me disant : "Après, tu referas le lit" », raconte à la barre l'une des plaignantes[1].

Couvrant le procès pour le quotidien *La Dépêche*, le journaliste Richard Bornia assiste au tribunal à la confrontation de « deux mondes qui se côtoient, qui travaillent ensemble, mais ne se connaissent pas. Les blagues de carabin ou de bloc opératoire évoquées par le docteur Saïdi ne faisaient apparemment rire que lui[2] ». Décidément, la culture carabine a toujours bon dos.

---

1. Richard Bornia, « Dix-huit mois de prison requis contre le médecin accusé de harcèlement moral et sexuel », *La Dépêche*, 5 septembre 2018 ; Bénédicte Dupont, « Un chef de service de l'hôpital de Lavaur jugé pour harcèlement moral et sexuel », France Bleu, 5 septembre 2018.

2. Richard Bornia, « Dix-huit mois de prison requis contre le médecin accusé de harcèlement moral et sexuel », art. cité.

Selon le chroniqueur, l'ancien chef du service d'anesthésie ne présentera ni excuses, ni le moindre signe de compassion. Condamné à dix-huit mois de prison assortis de sursis et à deux ans d'interdiction d'exercer son métier pour agression sexuelle sur une infirmière et pour harcèlement moral et sexuel sur trois autres membres du personnel, le docteur Saïdi conteste les accusations et a fait appel de cette décision[1]. Ni lui ni son avocate n'ont fait suite à nos demandes d'interview[2].

D'après les comptes rendus d'audience disponibles, l'ancien chef de service aurait notamment insisté sur sa surcharge de travail, depuis des années. « Je soignais deux mille patients par an ; ça m'arrive de râler[3] », se défend-il. Il a aussi évoqué les conséquences de la procédure sur sa famille.

Pour son avocate, le docteur est surtout victime d'un complot, ourdi par la directrice des soins du centre hospitalier, la CGT et le vice-président de la commission médicale de l'établissement. Si elle reconnaît son tempérament « véhément et

1. Il reste donc aujourd'hui présumé innocent.

2. Celles-ci ont notamment été envoyées par courriel et par SMS.

3. Richard Bornia, « Dix-huit mois de prison requis contre le médecin accusé de harcèlement moral et sexuel », art. cité.

autoritaire[1] », elle affirme que son client a d'abord servi de fusible à l'hôpital dans cette affaire, l'établissement étant alors en difficulté.

Si l'aspect judiciaire de cette affaire a été couvert, c'est sur son versant disciplinaire qu'il faut se pencher. Certes, l'anesthésiste a été interdit d'exercice par le tribunal de Castres – décision non définitive, rappelons-le –, mais avant cette condamnation ? Des mesures ont-elles été prises par la direction du centre hospitalier ? Ou par le fameux CNG, chargé de la carrière des praticiens hospitaliers ? Il semblerait bien que non.

Jessica a bien connu l'anesthésiste. Elle n'a pas déposé plainte contre lui. Pour des raisons personnelles, mais aussi parce que, pendant longtemps, elle s'est demandé si le problème ne venait pas d'elle. L'aide-soignante a malgré tout accepté de nous raconter son quotidien à ses côtés, « comme un exutoire, pour [se] libérer de tout ça[2] ».

---

1. Marie Martin, « Tarn : dix-huit mois de prison requis contre l'ancien chef de service de l'hôpital de Lavaur », France 3 Occitanie, 5 septembre 2018.

2. Entretien avec l'auteure, 19 février 2018. Nous avons tenté à plusieurs reprises d'obtenir du docteur Saïdi sa version des faits. Ni lui ni son avocate n'ont répondu à nos messages. Rappelons que, lors de son procès, il a nié en bloc les accusations

Elle croise pour la première fois le chemin du docteur Saïdi lors d'un remplacement en réanimation. « Et vous, comment ça se passe quand vous allez chez le gynéco ? Qu'est-ce que vous pouvez bien lui raconter ? » demande-t-il à la cantonade, alors qu'il endort un patient. Jessica fronce les sourcils, mais l'anesthésiste persiste : « Vous êtes plutôt pilule ou alors vous préférez les préservatifs ? » L'aide-soignante rougit, balbutie : « C'est ma vie personnelle. »

Dès le départ, elle a été surprise de son comportement. Elle a l'impression qu'il reluque les poitrines de ses collègues. Contrairement à des anciennes du service, elle décide de le saluer d'un simple bonjour le matin, et non de lui faire la bise. Mais le travail lui plaît, elle apprend beaucoup et, quand une place se libère en réanimation, elle postule et retourne dans le service du docteur Saïdi. Évidemment, il ne lui facilite pas la vie, ne la saluant pas le matin ou ne lui adressant pas directement la parole.

C'est à sa binôme infirmière qu'il s'adresse, lorsqu'il a une question. Elle encaisse aussi ses coups de colère répétés, se retrouvant même une fois en larmes devant un patient. Selon elle, le chef de

---

portées contre lui. Il ne s'agit donc que du récit, forcément perfectible et subjectif, d'une personne.

service aurait pris également un malin plaisir à venir l'observer quand elle travaille dans les chambres des malades.

« Il ouvrait toutes les portes des chambres et il me regardait. C'était vraiment très étrange parce qu'il se tenait debout les bras croisés, avec un regard assez déstabilisant, comme s'il attendait que je fasse une faute. »

Finalement, la cadre de Jessica l'informe qu'il ne veut plus travailler avec elle, qu'elle n'aura le droit d'exercer en réanimation qu'avec les autres anesthésistes. Il ne s'agit donc pas d'un problème de compétences ; simplement, le docteur Saïdi ne peut pas l'encadrer. Moralement, Jessica se sent détruite, comme si elle n'était bonne à rien.

En discutant avec ses collègues, l'aide-soignante comprend qu'elle n'est pas la seule à subir les foudres du chef de service. Jessica apprend qu'une autre a dû changer de secteur, comme beaucoup avant elle. En claquant la porte, certaines ont clairement expliqué à leur encadrement que leur départ était dû au comportement de l'anesthésiste, mais rien n'a évolué.

« C'est comme s'il faisait la pluie et le beau temps sur l'hôpital, analyse l'aide-soignante. Si Monsieur Saïdi décidait qu'une personne devait partir, elle partait. S'il sentait qu'elle était faible et qu'elle ne se défendrait pas, il la virait. Si elle n'était pas à son goût, si elle n'était pas assez jolie, il la virait aussi. Il se sentait tout-puissant. »

Et pour cause : il a longtemps occupé le poste de président de CME, la commission médicale d'établissement, le bras médical de la direction. Il lui reste donc, si ce n'est du pouvoir, du moins un statut haut placé et certainement quelques bonnes relations.

L'anesthésiste bénéficie également d'une aura dans l'établissement ; on dit que c'est grâce à sa proximité avec le maire que l'hôpital a pu se développer et obtenir un scanner.

En décembre 2016, tout va se dénouer pour Jessica. Elle est alors éloignée de l'hôpital, pour des raisons de santé. Mais son mari veille au grain et se tient au courant de la situation à Lavaur. « Il y a un courrier qui circule dans ton service, tu veux le signer ? » l'interroge-t-il un jour. Ses collègues, fatiguées du comportement de l'anesthésiste, ont décidé de tout révéler au grand jour, dans une lettre ouverte.

Voilà. Le moment tant espéré par Jessica arrive enfin. « J'ai eu un sentiment de reconnaissance. C'était la preuve que ce qu'on vivait n'était pas normal. » Le soulagement envahit la jeune femme, émue de ne plus se sentir seule face aux attaques de l'anesthésiste, touchée du soutien de ses collègues et heureuse de pouvoir mettre enfin un terme à cette épreuve douloureuse.

Le 15 décembre 2016, l'équipe des soins continus du centre hospitalier de Lavaur adresse cette fameuse missive au président du conseil de surveillance de l'établissement. Elle alerte d'abord sur la conduite du docteur Saïdi vis-à-vis des patients. « Tout ceci se déroule dans un climat de terreur qu'il fait régner sur le service », dénoncent les soignants, mentionnant les colères du docteur, ses hurlements ou ce téléphone jeté à travers le service.

La lettre fait ensuite état de menaces et de pressions subies par le personnel. Le médecin « peut tout mettre en œuvre pour faire en sorte qu'un CDD ne soit pas renouvelé ou demander le changement de service des agents titulaires qu'il ne supporte pas, et ce, du jour au lendemain ».

Arrive ensuite la question du traitement réservé aux femmes par l'anesthésiste, qui n'hésite pas à leur réclamer de nombreux soins, comme l'application de crème dans le dos, mais aussi sur les bras ou le ventre, « qui sont pourtant des zones qui lui sont accessibles… Ou encore lui soigner des boutons sur les fesses… Enfin, il fait au quotidien des remarques, des insinuations et des blagues à caractère sexuel mettant très mal à l'aise les femmes ».

Dix-neuf agents, principalement des femmes, signent cette lettre ouverte. Parmi elles, Jessica.

Sauf que, après cet appel à l'aide, rien ne change. Est-ce le fait de tomber pendant les vacances de Noël ou de s'attaquer à un chef de service, qui plus est ancien président de la CME, et donc en position de force ?

Fin janvier, les délégations FO et CGT du CHSCT exercent leur droit d'alerte et demandent à l'administration d'intervenir. « Si un seul agent du CH Lavaur avait agi de la sorte à l'égard d'un médecin ou d'un autre agent, il aurait immédiatement fait l'objet d'une mesure disciplinaire et de sanctions disciplinaires probablement fortes », notent-elles dans leur déclaration liminaire. Le sous-entendu est limpide : le chef de service bénéficierait d'un traitement de faveur en raison de son statut.

La suite de l'histoire, c'est Patrick Estrade qui la raconte. Cheveux poivre et sel, accent toulousain et énergie communicative, le secrétaire de la CGT de l'établissement a minutieusement suivi l'affaire, avec sa camarade Jacquie Durand, voix rocailleuse et lunettes sur le bout du nez.

Après la première lettre, donc, rien. Les signataires ont même continué à travailler avec le docteur Saïdi. « C'était proprement insupportable pour eux.

Ils ont croisé tous les jours cet anesthésiste qui a tenté de faire du rétropédalage en permanence[1] », tranche Patrick Estrade.

Sauf que l'étincelle a déclenché un incendie. Le 3 mars 2017, c'est au tour de onze agents, en majorité infirmières ou aides-soignantes, de l'équipe soignante bloc, ambulatoire et consultation, de s'adresser aux cadres et directeurs de l'hôpital.

Là encore, ils n'y vont pas par quatre chemins. « Ce médecin est difficilement abordable, inaccessible ; il use de son statut pour intimider et exercer une pression excessive sur le personnel en criant et hurlant, même lors du bon déroulement des interventions. »

Une fois de plus, la condition hiérarchique du chef de service, ancien président de CME, est soulignée, comme pour rappeler son impunité. D'autant que les signataires précisent que « des signalements ont fait l'objet de lettres individuelles lors de faits antérieurs ». Sans grand effet, donc.

Les soignants confessent même ne pas vouloir établir en leur nom des fiches d'événements indésirables – permettant de signaler les actes dramatiques

1. Entretien avec l'auteure, 31 janvier 2018.

pouvant compromettre la sécurité des patients ou des personnels – par peur des représailles.

Le chef de service, enfin, aurait « tenu des propos sexistes et fait de l'humour à caractère sexuel envers certains agents du personnel féminin du service en les mettant dans des situations embarrassantes. À ce titre, une d'entre nous a été prise en charge par la médecine du travail, ce qui a entraîné une réorganisation du service pour lui assurer de le croiser le moins possible ».

Au moins pour cette dernière agente, la hiérarchie connaissait donc les agissements de l'anesthésiste. Tout comme elle savait pour les collègues de Jessica qui ont quitté le service de réanimation à cause de son comportement. Elle avait également reçu des signalements individuels, comme le précise la lettre ouverte.

Pourtant, rien n'a été fait. Le docteur a été laissé libre d'agir ; ceux qui auraient pu l'en empêcher ont fermé les yeux sur le comportement de ce haut placé.

Une mesure conservatoire est finalement prononcée contre le docteur Saïdi, après un vote en CHSCT lui interdisant d'accéder aux locaux. Jessica souligne d'ailleurs cette ambiguïté de l'administration : « Ils nous ont écoutés, mais on ne peut pas dire qu'ils nous aient réellement défendus. Je pense que la direction n'a pas eu le choix, au vu de la médiatisation de l'affaire, que de le faire partir. Si ça n'avait pas fait un tel scandale, je crois qu'on ne serait jamais parvenus à l'exclure, à arrêter tout ça. Parce que tout le monde a fermé les yeux[1]. »

Justement, bien au fait des relations de pouvoir s'exerçant à l'hôpital et de la bonne place occupée par le docteur Saïdi, les membres du CHSCT ont réclamé dès le mois de février, avant même la seconde missive, une enquête administrative externe.

Pourquoi vouloir sortir cette investigation de l'enceinte de l'établissement ? « On craignait qu'il n'y ait une espèce de connivence ou de pression. Cet anesthésiste a été président de la CME pendant assez longtemps, donc des proximités nous interrogeaient. » Le message est clair. D'autant que, à l'époque, les relations des syndicats sont déjà tendues avec le directeur d'alors, jugé fantasque et remplacé depuis.

La CGT frappe alors à toutes les portes : l'Agence régionale de santé (ARS), l'Inspection générale des affaires sociales (IGAS), la Direction générale de l'offre de soins (DGOS) et le Centre national de gestion (CNG), qui gère, donc, la carrière des médecins. Les nombreux mails et courriers que nous

1. Entretien avec l'auteure, 19 février 2018.

avons pu consulter, plus d'une vingtaine, prouvent la multiplication des contacts et des relances. Sans succès.

« À chaque fois, tout le monde s'est renvoyé la balle. Pour nous, c'est un vrai problème. Pour n'importe quel agent mis en cause, il y aurait eu une procédure disciplinaire. Comme s'il y avait une justice à deux vitesses : une concernant les agents classiques et une différente pour les médecins, en l'occurrence. »

Les syndicalistes l'ont rappelé à maintes reprises : pour des faits similaires, un agent lambda aurait tôt fait de passer en conseil de discipline. L'ancien président de la CME, lui, a tranquillement pu continuer d'exercer malgré les alertes lancées individuellement par des agents à bout et en dépit des deux lettres ouvertes signées par une trentaine de personnes au total.

Quatre des signataires ont porté plainte : trois pour harcèlement moral, une pour harcèlement sexuel. Mais aucune enquête administrative n'a eu lieu. En clair, sur le plan disciplinaire, l'anesthésiste n'a eu à répondre de rien.

Pourtant, avant l'ouverture du procès, Bernard Chenevière, chef du département de gestion des praticiens hospitaliers au CNG, responsable de la carrière des médecins exerçant à l'hôpital, nous l'assurait : il n'y a eu aucun souci sur le dossier vauréen.

« On le suit de très près. On a les éléments et le procureur nous a écrit directement sur cette affaire. On était en contact permanent avec l'ARS ; un peu moins avec l'établissement d'ailleurs, c'est dommage. On savait que la procédure pénale était en cours. À un moment donné, on va prendre le relais, mais on ne sait pas exactement quand[1]. » Autrement dit, en attendant les conclusions de la justice pénale, la juridiction disciplinaire ne se prononcera pas.

Le CNG a donc temporisé jusqu'à la condamnation, arguant que, à partir du placement sous contrôle judiciaire du praticien – arrivée fin avril 2018 – et de son interdiction de se rendre dans son établissement, « il n'y a pas une urgence absolue ». Sauf le sentiment d'injustice éprouvé par les agents sur place.

En effet, dès janvier 2018, bien avant cet entretien, Patrick Estrade reconnaissait la complexité de mener à la fois une enquête pénale et administrative.

« Il suffisait que l'enquête administrative démarre et qu'elle cale son pas sur le rythme de la justice. Si on avait annoncé aux agents : “Le CNG va entamer une enquête administrative à telle date”, ça aurait pu

1. Entretien avec l'auteure, 29 mai 2018.

apaiser les choses et amoindrir ce sentiment d'injustice. » Et aussi prouver aux agents qu'un médecin, peu importe son statut, ne bénéficie pas d'un traitement de faveur.

Tout le déroulé de cette histoire atteste que l'impression d'iniquité ressentie par les soignants n'a rien d'une vue de l'esprit : elle s'est bel et bien vérifiée. Jessica nous l'a dit, ses collègues ont rapporté à leur encadrement leurs difficultés avec le chef de service, mais ce sont elles qui ont dû partir. Et personne n'a recadré le médecin. Pourtant, convoquer l'anesthésiste pour lui faire part de la souffrance de ses équipes l'aurait peut-être incité à réagir.

Seulement voilà, le docteur Saïdi était chef de service, ancien président de CME. Il faisait partie de ces « intouchables » de l'hôpital. Alors, on l'a laissé faire. Et ce gâchis monumental s'est terminé au tribunal. Sans jamais une prise de position disciplinaire. Le statut du docteur Saïdi l'a protégé, parce que l'hôpital ne s'attaque pas à ses gros poissons.

Dès lors, à quel point l'institution porte-t-elle une part de responsabilité dans cette affaire ? Elle n'a pas assuré la sécurité de ses agents.

Pis encore, elle les a délibérément laissés se débrouiller seuls, alors qu'elle était parfaitement informée de la situation. Dans combien d'autres hôpitaux cette loi du plus fort s'applique-t-elle encore ?

Il reste que le docteur Saïdi conteste les accusations, et ce sera désormais à la cour d'appel de Toulouse de trancher. En attendant, il bénéficie de la présomption d'innocence.

6.

Le bloc

Le jour se lève à peine sur cet hôpital bondé de l'ouest de la France. Les trottoirs de la ville sont encore gorgés d'humidité, tant l'orage s'est déchaîné la veille.

Sur le mur blanc du bloc opératoire, l'horloge n'indique pas encore 7 heures, mais le ballet coloré a déjà démarré. Bien avant l'entrée du chirurgien dans le saint des saints, les « ibodes », ces infirmières de bloc, ont tout préparé.

C'est lui qui m'a permis d'entrer dans son antre, à une condition : qu'aucun soignant ne soit au courant de mon statut de journaliste. Pas d'autre option pour pénétrer dans ce « territoire » dont on m'a si souvent parlé lors de cette enquête.

Combien de fois ai-je entendu cette fameuse blague, tournant dans les couloirs de l'hôpital : « Quelle est la différence entre Dieu et un chirurgien ? Dieu, lui, ne se prend pas pour un chirurgien » ? Alors, il fallait y aller, observer ce lieu si mythique et hors des règles qu'on m'a décrit sur tous les tons. Pour comprendre ce qui se jouait là-bas.

Car, s'il est bien une zone à l'hôpital qui semble plus propice aux affaires de harcèlement, c'est le bloc. L'enquête de l'ISNI révélait qu'un quart des actes sexistes y avaient lieu. Une étude japonaise[1] portant sur les abus commis lors de l'internat avançait que la chirurgie était le service le plus frappé.

En novembre 2013, la Société française d'anesthésie-réanimation (SFAR) lançait aussi une enquête sur le harcèlement dans les blocs opératoires, *via* des questionnaires anonymes. « Des histoires circulent : des cris, des propos déplacés en dessous de la ceinture, le refus de travailler avec certains agents », précise Brigitte Ludwig, la présidente de l'Union nationale des associations d'infirmiers de bloc opératoire diplômés d'État (UNAIBODE), associée à la SFAR pour diffuser le questionnaire, au site espaceinfirmier.fr.

« Souvent, les "ibodes" acceptent parce qu'elles savent la pression qui pèse sur le chirurgien et que des vies sont en jeu. Mais cela ne doit pas tout excuser[2]. »

1. Shizuko Nagata-Kobayashi, Tetsuhiro Maeno, Misaki Yoshizu et Takuro Shimbo, « Universal problems during residency : abuse and harassment », art. cité.

2. Sandra Mignot, « Une enquête sur le harcèlement au bloc », espaceinfirmier.fr, 31 mars 2014.

Les résultats de cette étude ne sont pas encore publics, mais ont été partiellement présentés en 2015. La docteure Anissa Belbachir, médecin anesthésiste à Cochin (AP-HP), qui a collaboré avec le docteur Jean-Pierre Estèbe du CHU de Rennes pour cette enquête, révélait que plus de 50 % des infirmières y sont harcelées, surtout moralement. « Il y a un réel déni de ce qui se passe au bloc opératoire[1] », affirmait-elle alors.

Mais qu'est-ce qu'un bloc ? Un vestiaire, une salle de réveil, des salles d'opération. Avant même de commencer ce livre, lors d'une autre enquête se déroulant elle aussi dans un service de chirurgie, un témoin remarque : « On y reste enfermés parfois plusieurs heures d'affilée pour une intervention. On ne peut pas en sortir, même pas pour fumer une clope ou prendre l'air. Tout ça crée des tensions, c'est inévitable. »

Au-delà des contingences spatiales, dans l'imaginaire médical, « le bloc, c'est une chapelle, avec ses règles. On parle d'un endroit mythique, supporté par tout un tas de symboles », nous décrit avec poésie Henry Coudane, ancien doyen de la fac de Nancy, lui-même chirurgien orthopédique. « Dans le bloc,

1. Marie-Capucine Diss, « Lever le voile sur le harcèlement au bloc opératoire », espaceinfirmier.fr, 6 octobre 2015

il y a le malade, on va prendre un couteau et puis on va lui ouvrir la cuisse, vous voyez[1] ? »

Pour voir vraiment, il fallait s'y rendre en chair et en os. Dans le bloc de cet hôpital de l'Ouest où l'on vient d'arriver, l'instrumentiste, tout de bleu vêtue car elle porte une tenue stérile – en opposition à celle, verte, de ceux qui sont simplement propres –, étale devant elle une palette d'innombrables outils en métal.

L'infirmière circulante, en vert, s'active dans tous les sens, pour ouvrir boîtes de compresses et autres emballages de gants. Sur la tête, toutes portent une espèce de cagoule en tissu leur emballant les cheveux et le cou.

Avant d'y poser un pied – un sabot plutôt, puisque même la chaussure est réglementée –, passage obligatoire par le lavage de mains et d'avant-bras pendant de longues minutes. On n'entre pas dans l'Olympe sans respecter le strict protocole d'hygiène.

Et puis, soudain, on y est. La lumière est crue, l'air sec – on m'expliquera plus tard que sa circulation est régulée, afin d'éviter que ne stagnent des particules potentiellement contaminantes.

1. Entretien avec l'auteure, 7 mars 2018.

Une infirmière aide le chirurgien et son chef de clinique à revêtir leur blouse bleue, puis pince leur masque au niveau du nez afin qu'il tienne sans glisser. Pendant ce temps-là, l'infirmière anesthésiste discute avec le patient allongé sur la table, avant de l'endormir d'un coup de masque à gaz.

Vertige : cet homme, recouvert d'un champ opératoire, sorte de drap stérile, se révèle totalement à notre merci, dépourvu de tout moyen de défense.

Tout ce petit monde papote, étonnamment très en forme malgré l'heure matinale. L'occasion de noter qu'on vouvoie « Monsieur » le chirurgien ou « Monsieur » l'assistant chef de clinique, quand on tutoie les infirmières : « Julie » la circulante, « Catherine » l'anesthésiste et « Martine » l'instrumentiste.

Cette dernière n'aura droit au vouvoiement qu'en aidant le docteur à mettre ses gants : « Vous enfilez bien, Martine », bourdonne-t-il. Il sait pourtant pourquoi je suis là, il connaît mon sujet d'enquête, mais passera la matinée à enchaîner les blagues graveleuses.

Pour nous donner un aperçu de la fameuse ambiance de bloc ? Par jeu ? Ou simplement parce qu'il travaille ainsi depuis des années ? Impossible à savoir. Reste que, en attendant, il prévient : « Ça va sentir le cochon grillé. » De fait, lorsque le bistouri électrique commence à ouvrir la jambe du patient, une odeur de fer à souder se répand dans la pièce.

Pas une goutte de sang ne gicle, l'os est à nu pendant que les deux hommes s'affairent à la scie et au marteau. Drôle d'impression de voir des bricoleurs en action, quand la matière sur laquelle ils se courbent reste clairement de la chair humaine, d'une drôle de couleur orangée.

Le silence règne ; seuls résonnent les coups de marteau sur l'os, les ordres pour obtenir ici une lime, là un réajustement de la lumière. Le chirurgien explique parfois ses gestes à l'interne arrivé entretemps et successivement baptisé Fabrice, Fabien ou Quentin. Parfois, quand l'anatomie résiste aux outils, quelques infimes morceaux de corps humain éclaboussent les praticiens.

Pendant ce temps, comme son nom l'indique, la circulante circule, accroupie pour vider les poubelles très basses, des seaux de quelques centimètres à peine où ces messieurs jettent négligemment leurs déchets.

Elle n'y récupère que les compresses. Il faudra qu'elle les compte à la fin de l'opération, en comparant avec leur total initial, inscrit sur l'emballage, pour vérifier qu'il n'en manque pas une.

Quelques heures plus tard, lors de la dernière intervention, la jeune Julie, la circulante, se fait vertement enguirlander. Pour une raison qui nous échappe, de l'eau se répand sous la table d'opération et la malheureuse se retrouve à quatre pattes pour aspirer toute cette flotte.

Sauf que le chirurgien réclame de toute urgence une indication qu'elle doit aller vérifier sur une des machines, à l'autre bout de la pièce. Colère du praticien quand elle tarde à lui répondre. Ce qui ne l'empêchera pas de lui lancer, goguenard : « Alors, c'est l'heure de la gâterie ? », une fois qu'elle sera de nouveau à genoux sous la table pour nettoyer.

Il continuera sur cette lancée avec son interne. Fabien a pour mission de poncer la tête d'un os, guidé par une minuscule caméra, mais il semble rencontrer quelques difficultés. La manipulation d'instruments aussi petits le fait suer à grosses gouttes. « Regarde, tu suces, tu suces bien, voilà, du bout des lèvres. Du bout des lèvres », lui conseille le chef, jamais avare d'un bon mot.

Entre ses opérations, le chirurgien est retourné dans son bureau dicter le compte rendu dans un enregistreur. Sa secrétaire se chargera plus tard de les taper. Pendant ce temps, l'interne a recousu les différents patients, que les infirmières ont ensuite sortis, pour en amener de nouveaux. Et ainsi de suite : le ballet se poursuit à l'infini, chaque jour d'opération.

Que retenir de cette visite ? L'impression générale est surtout celle de femmes au service d'un homme, gérant mille événements pour lui permettre de rester serein, tout en encaissant ses grossièretés.

La sensation aussi d'un schéma tellement ancré que personne ne songe même à le remettre en question, et dont on imagine bien qu'il peut facilement dégénérer.

Cet humour malvenu, que les habitués du bloc ne relèvent même plus, serait d'ailleurs « loin d'être anecdotique » et « typique de l'univers chirurgical[1] » si l'on en croit la sociologue Emmanuelle Zolesio, qui l'a décortiqué dans un chapitre entier de son ouvrage. Elle tente d'y expliquer pourquoi la discipline est un bastion masculin[2]. Et entend bien le rester, comme l'atteste cette anecdote rapportée d'un spécialiste refusant que sa propre fille, reçue à l'internat, s'oriente en chirurgie, car il s'agit d'une

---

1. Emanuelle Zolesio, *Chirurgiens au féminin ? Des femmes dans un métier d'hommes*, *op. cit.*, p. 106.

2. « Alors que la médecine compte près de 40 % de femmes, il y a seulement une femme chirurgien pour cinq confrères en exercice » (*ibid.*, p. 18).

discipline « beaucoup trop importante, pour être confiée à une femme ».

D'après la sociologue, la chirurgie, encore plus que d'autres spécialités, valorise blagues grivoises et remarques déplacées qui feraient bondir le profane. Lors de ses différentes observations, elle a constaté « une très grande complaisance à l'égard de cet humour sexuel. Au bloc opératoire, ce type d'humour est d'autant plus pratiqué, toléré et admis qu'il s'exerce dans le confinement de l'entre-soi professionnel, à l'insu des patients (endormis) et de leurs familles[1] ».

Cette pratique virile permettrait d'assurer « la reproduction [masculine] du corps professionnel[2] » qui, ne l'oublions pas, s'est d'abord constitué sur les champs de bataille. « La profession chirurgicale s'est construite comme une profession "masculine", dominant sur d'autres professions "féminines" (infirmière, anesthésiste). […] Au bloc opératoire, nombre de chirurgiens rappellent dans le quotidien des interactions professionnelles leur statut dominant à l'égard des femmes[3] », décrypte la chercheuse.

Avec des détails aussi simples que ceux constatés dans l'Ouest : tutoiement pour ces dames,

1. *Ibid.*, p. 116.
2. *Ibid.*, p. 106-107.
3. *Ibid.*, p. 121.

vouvoiement pour les messieurs. Ainsi, le bloc serait un condensé de la domination masculine de l'hôpital, désormais bien connue, avec les hommes au pouvoir et les femmes comme subalternes.

Plusieurs des praticiennes interrogées dénonceront d'ailleurs auprès de la sociologue le harcèlement sexuel d'un chef de service ou d'un chirurgien en exercice. L'une d'elles, retraitée, reconnaît que, si elle a pu tourner cette pratique à la rigolade avec un collègue, les infirmières ou les secrétaires n'avaient guère la possibilité d'en faire autant[1].

D'autant que, en chirurgie, « le patron a toujours raison », et bien malin celui qui tentera de le défier. Certains n'hésitent d'ailleurs pas à parler de « tyran » ou d'« ayatollah » à propos des chefs directifs[2]. C'est que ces praticiens traînent leur réputation de colériques, caractériels, condescendants, ou encore coureurs de jupons…

« C'est généralement au bloc opératoire que le sexisme et le machisme se manifestent le plus impunément ; […] lieu où la toute-puissance et la gloire du chirurgien sont à leur comble, lieu où les collaborateurs des chirurgiens sont dans une relation de subordination bien plus manifeste, le bloc

1. *Ibid.*, p. 122.
2. *Ibid.*, p. 188.

est un formidable condensateur des modalités les plus brutes de la domination chirurgicale[1] », écrit Emmanuelle Zolesio.

Si cette domination chirurgicale s'exerce si fort et en toute impunité, c'est aussi parce que ces spécialistes occupent une place à part dans la pyramide médicale. Leur discipline serait reine, et eux une denrée rare. L'hôpital public a tant besoin d'eux, leur talent reste tellement précieux qu'ils peuvent perpétuer ces pratiques et cette mentalité si particulières, construites sur l'idée de toute-puissance de ces hommes.

Comme le décrit si bien Emmanuelle Zolesio, le bloc opératoire est un condensé des pratiques banalisées à l'hôpital. De manière quasi caricaturale, il rassemble toutes les spécificités hospitalières. Ce monde-là, particulièrement réputé, demeure un territoire masculin, et les femmes qui y évoluent restent bien souvent au service de ces messieurs. Des messieurs évidemment très diplômés, à qui il se révèle bien difficile de s'opposer.

« J'avais lu un truc sur l'aéronautique, la sécurité dans les avions, se souvient l'ancienne directrice d'établissement Clara de Bort. Suite à des accidents graves, ils ont fait des recherches très poussées et,

1. *Ibid.*, p. 258.

depuis une vingtaine d'années, ils ont complètement changé leur façon de sélectionner les pilotes et copilotes. Désormais, ils mettent un pilote et un copilote qui ont peu d'écart hiérarchique entre eux, parce que, s'ils installent un pilote et un copilote avec un gros écart hiérarchique et que le pilote fait une connerie, le copilote n'osera pas le lui dire. Ça, c'est tout con, mais ça, on n'y a jamais pensé dans nos blocs opératoires[1]. »

Comme dans une cabine de pilotage, au bloc, tout se déroule à l'abri des regards. Dans un espace confiné où, on l'a vu, la culture carabine est poussée à son paroxysme. Une culture souvent protectrice des agresseurs, encore plus quand ceux-ci sont diplômés – denrée rare en ces temps de pénurie médicale. Et tant pis pour les victimes, qu'elles soient étudiantes, collègues ou patientes.

1. Entretien avec l'auteure, 15 novembre 2017.

7.

Docteures, infirmières, patientes : même combat

Toujours joviale, la neurologue aux cheveux blonds rayonne encore plus qu'à l'habitude. En cette année 2008, à l'aube de la quarantaine, la docteure Besma C. vient d'apprendre une heureuse nouvelle : elle est enceinte. Les secrétaires qui la côtoient, déjà sous le charme de sa prévenance à leur égard, s'en réjouissent pour elle.

Seule ombre au tableau pour la professeure : le boulot. La confusion qui y règne, d'abord. Voilà trois ans qu'elle tente tout pour organiser le bazar de ce service d'un hôpital de la grande banlieue.

La complexité de la structure, sa dispersion sur différents sites et étages d'un même établissement créent des dysfonctionnements chroniques, dont souffrent notamment les secrétaires et les infirmières. Tension permanente, insultes parfois, stress : les conditions de travail sont éprouvantes, avec un *turn-over* impressionnant. Entre chaque changement – sept secrétaires médicales et trois infirmières en dix ans –, la docteure Besma C. doit gérer elle-même les tâches administratives.

Pleine de bonne volonté, la praticienne hospitalière a d'abord multiplié les propositions pour améliorer les conditions de travail particulièrement dégradées du service. Lors de plusieurs réunions, elle est d'ailleurs intervenue dans ce sens, mais s'est fait régulièrement rembarrer par le bras droit du chef de service qui, lui, temporise et prône la patience. Alors la docteure Besma C., lassée, a cessé d'y participer.

Au-delà de la désorganisation du service, selon celle-ci, le cœur du problème réside dans ses relations avec l'adjoint, mais surtout avec son chef de service. D'après la neurologue, leur mésentente remonterait à son arrivée dans leur secteur.

Et pour cause : d'emblée, elle a annoncé la couleur. Elle considère que les deux professeurs travaillent sur une « maladie imaginaire » pour laquelle ils se voient lanceurs d'alerte, quand elle s'en tient à la position des autorités de santé et aux multiples analyses des agences nationales.

Depuis, elle a l'impression que le chef de service l'a dans le nez. Et pour preuve, quelque temps après, alors qu'il encourage d'autres docteurs à présenter leurs recherches lors d'un congrès, il lance à la praticienne : « Toi, tu pourras faire la majorette pour soutenir tes collègues ! »

Mais tout cela, pense la docteure, passera. Elle espère en effet obtenir un peu de répit pendant sa grossesse. À son retour, tout ira mieux. Mais point de trêve à l'horizon. Un jour, avant son départ en congé maternité, plus pâle qu'à l'ordinaire, elle croise son patron dans un couloir. Le chef de service lui fait d'abord remarquer sa mauvaise mine. Serait-il devenu soudainement attentionné ? Pas vraiment, non. « Après ton congé maternité, ce n'est pas la peine que tu reviennes », raille-t-il.

Besma C. se défend : « Pourquoi ? *Mea culpa* : effectivement, je ne vais pas en réunion, mais c'est à cause des dysfonctionnements dans le service. » Rien n'y fait, le chef persiste : « On est peut-être particuliers, mais il ne faut pas que tu reviennes. »

Fin de la discussion. Fin de non-recevoir aussi. La neurologue continue son chemin, en caressant machinalement son ventre arrondi sous sa blouse et en serrant les dents, comme elle a pris l'habitude de le faire avec son patron.

Évidemment, lorsqu'elle revient après la naissance du petit, elle reprend son poste, faisant fi de l'avertissement du professeur. Mais mauvaise surprise : ses trois demi-journées de consultation ont été réduites à une seule.

« Mais tu es encore là, toi ? » s'étonne même une collègue, bientôt rejointe par une autre, tout aussi stupéfaite : « On nous avait dit que tu étais partie travailler ailleurs. » En guise de bienvenue, la neurologue comprend que la rumeur de son départ définitif du service a circulé en son absence.

Pourtant, elle s'accroche. Mais le temps passe et sa situation s'enlise. Changements de planning de dernière minute, remplacements imposés, réalisation de tâches subalternes de plus en plus fréquentes. Lui ferait-on payer son désaccord médical, l'outrage originel ?

La docteure Besma C. sent l'étau se resserrer sur elle. Une impression qui sera confirmée en 2010 lors d'une réunion de service, prévue à l'origine pour évoquer les prochaines vacances. Elle retrouve ses collègues dans le bureau du patron du service. D'un coup, il saisit la fiche de poste de la neurologue.

« C'est très bien, tu vois tes patients en hospitalisation. Mais pourquoi tu ne suis pas aussi ceux des autres ?

– Enfin pour quelle raison devrais-je également m'en charger ? »

Elle s'entend finalement répondre par un collègue : « Pendant ton congé mater', nous, on t'a remplacée. »

La praticienne hospitalière tombe des nues. Intérieurement, elle s'écroule, se sentant comme « une bête traquée », prise entre tous les feux. Elle finit par lâcher : « Je ne comprends pas, c'était censé être une réunion sur les vacances. Ça s'appelle du harcèlement. » Et elle sort épuisée, au bord des larmes.

Comme Jessica et ses collègues à Lavaur, comme Justine avec le chirurgien, la docteure Besma C. subit la maltraitance de son chef de service. La classe à laquelle elle appartient ne fait pas exception. Elle a beau faire partie des praticiens hospitaliers, se situer hiérarchiquement au-dessus des deux autres, respectivement aide-soignante et infirmière, cela ne change rien. Cette affaire est aujourd'hui entre les mains de la justice, les deux professeurs en cause contestant les faits.

Chloé, brillante docteure, est recrutée par un centre hospitalier dans la périphérie d'une grande ville pour prendre la codirection du service de gynécologie obstétrique. Son binôme de chefferie ? Un homme précédé par sa malheureuse renommée. « Je me méfiais de lui avant, je connaissais sa réputation », confie-t-elle à l'AVFT. Et pourtant, lors de leurs études, elle n'était pas la dernière à brailler des chansons paillardes en salle de garde. Mais tout de même, il faut respecter certaines limites.

Dès son arrivée, son collègue enchaîne mauvaises blagues, sous-entendus graveleux, remarques crues. Et finit par franchir ces fameuses limites, un jour où Chloé est épuisée. Assise, elle soupire, masse son corps ankylosé par la fatigue, quand il s'installe face à elle et lui attrape les seins, sous prétexte de la soulager. Furieuse, elle le traîne dehors, pour remettre les pendules à l'heure.

Mais Chloé ne compte pas en rester là. Elle en parle à son supérieur, qui lui confie son désarroi et son sentiment d'impuissance face à ce docteur. Il lui passera un simple savon dans son bureau, sans que l'histoire aille plus loin. Chloé, elle, fulmine, d'autant qu'entre-temps elle a appris que les aides-soignantes apprécient peu les méthodes de son collègue, qui se permettrait de dépasser certaines limites avec les patientes. Elle réfléchit aujourd'hui aux suites à donner à cette affaire.

Le comportement du collègue de Chloé à son égard, mais aussi envers ses patientes, prouve une chose : peu importe leur statut, docteures, infirmières ou malades, les femmes restent des proies quand elles se retrouvent entre les mains des agresseurs. « On voit bien que, quand ils s'attaquent à leurs collègues, ils s'attaquent aussi à leurs patientes », déduit d'ailleurs Marilyn Baldeck, la secrétaire générale de l'AVFT, qui nous a raconté l'histoire de Chloé.

« Entre un docteur et quelqu'un qui a un statut inférieur au sien, il existe une relation de pouvoir, tout simplement, résume à son tour Martin Winckler, médecin et écrivain, comme du grand public pour avoir dénoncé la maltraitance de certains praticiens dans *Les blouses blanches*. Elle demeure surtout importante entre le médecin le plus gradé et sa patiente, mais on la retrouve avec toutes les personnes qui se situent entre ces deux extrêmes[1]. » Des hauts placés aux subordonnées, des savants aux patientes, la domination des uns sur les autres demeure.

C'est justement pour protéger les malades qu'est née l'opération Hippocrate. Lancée fin mars 2018 par trois femmes victimes de leurs psychiatres et coordonnée par le docteur Dupagne, elle vise à ajouter un article au Code de déontologie médicale, interdisant aux médecins d'avoir des relations sexuelles avec leurs patients et patientes, par le biais d'une pétition.

Plus d'un millier de signatures ont été recueillies sous ce texte qui rappelle un paragraphe aujourd'hui disparu du serment d'Hippocrate : « Dans quelque maison que j'entre, j'y entrerai pour l'utilité des malades, me préservant de tout méfait volontaire et corrupteur, et surtout de la séduction des femmes et des garçons, libres ou esclaves. »

1. Entretien avec l'auteure, 3 septembre 2018.

Pour autant, ce serment, si symbolique soit-il, n'a aucune valeur légale et c'est bien à la ministre de la Santé et au Conseil national de l'Ordre des médecins qu'est destinée la campagne.

« Quand vous allez chez le médecin, vous y allez en confiance ; vous ne le connaissez pas et pourtant, quelques instants après votre rencontre, il peut vous toucher. Il y a un contrat de confiance. Toute relation affective sera dévoyée, car vous vous êtes dévoilé », décrit le docteur Dupagne.

Installé depuis plus de trente ans, le médecin généraliste parisien anime aussi un site Internet, comprenant notamment un forum dédié aux relations médecins/patients. C'est là que se sont rencontrées et soutenues des femmes victimes des agissements de leurs soignants. Si l'opération Hippocrate s'appuie sur trois affaires concernant des psychiatres, le texte de la pétition précise que d'autres spécialités médicales sont touchées.

Il met par ailleurs en garde : la pétition « n'est pas destinée à jeter l'opprobre sur une profession qui fait la preuve au quotidien du dévouement et de la probité de l'immense majorité de ses membres. Il s'agit d'empêcher de nuire les rares prédateurs sexuels qui menacent toute une corporation ».

À l'origine de la pétition, Marie. Elle a rédigé un témoignage clair et concis de son histoire. En quatre pages, elle décrit son retour chez le psychanalyste, après une lourde opération subie par sa fille. Ce professionnel, le docteur Z., qui l'avait déjà suivie par le passé, a depuis changé de comportement avec elle. Il lui fait des compliments, lui offre le café.

« J'ai refusé à trois reprises, mais il l'a fait, s'est assis pour la première fois à côté de moi. Je lui ai dit que cela me gênait et je lui ai demandé s'il pouvait reprendre sa place derrière son bureau, ce qu'il fit[1]. »

Un jour, il l'embrasse. « Sidérée », la patiente entre dans cette histoire qu'elle n'aurait jamais imaginée. « Il savait tout de moi et de mes fragilités dues à l'enfance. » Les rendez-vous s'enchaînent, la relation du docteur Z. avec Marie devient intime.

Pour la victime, il est clair que le psychanalyste a su profiter des secrets qu'elle lui avait confiés sur le divan. « Je ne comprenais pas les femmes qui acceptent des relations dans lesquelles elles ne sont pas respectées, je ne comprends pas qu'un médecin tutoie ou appelle une patiente par son prénom… Et il est pourtant parvenu à me faire vivre une telle situation. »

1. Texte tiré de l'opération Hipprocrate.

Angoissée, Marie multiplie les montées de tension. À tel point qu'elle finit par être hospitalisée. C'est à ce moment-là que la psychologue d'un centre de soutien aux femmes victimes l'oriente vers une juriste et l'aide à s'en sortir.

Marie lance alors une procédure contre son agresseur auprès de l'Ordre des médecins. La confrontation qui s'y déroule est à l'origine de son militantisme contre les relations sexuelles entre un docteur et sa patiente.

« Force est de constater que ce médecin a librement accepté d'entamer une relation intime avec une personne qui était sa patiente, dont il connaissait mieux que tout autre la fragilité psychologique, et sur laquelle il avait nécessairement une certaine emprise », note la décision ordinale, affirmant que le comportement du docteur Z. « est constitutif d'une faute de nature à justifier le prononcé d'une sanction disciplinaire ».

Ladite sanction sera pourtant inversement proportionnelle à cet énoncé, puisque le psychanalyste écopera d'un avertissement, la peine disciplinaire la plus basse. En appel, il sera finalement interdit d'exercer la médecine pendant six mois.

« La question, c'est : comment faire en sorte que ces choses n'arrivent pas ? » martèle le docteur Dupagne. Il réclame non pas une meilleure formation, mais « une formation tout court » pour aider les jeunes médecins à réaliser certains gestes, à connaître les spécificités de la relation avec leurs patients, à faire face à des corps nus. Un vœu partagé avec Gilles Munier, vice-président du Conseil national de l'Ordre des médecins.

Plutôt que d'ajouter un article interdisant les relations entre patients et médecins, il espère développer « le principe de prévention. Informer notamment les étudiants à la faculté, dès leurs premiers contacts avec les patients, voire avant, des problèmes d'asymétrie dans la relation médecin-patient, et éviter l'abus de faiblesse ».

Mais il se refuse à une interdiction de rapports entre un médecin et une patiente. « Ça contrevient à l'article 8 de la CEDH [Convention européenne des droits de l'homme], qui dit que tout individu est libre de ses relations, et on doit respecter cette disposition. » D'après lui, un tel interdit empêcherait les médecins de soigner leur conjoint.

Cheveux courts et lunettes fines sur le nez, il insiste : « Ce qui est condamnable, c'est l'abus de faiblesse du médecin sur des patients. » Et rappelle que, tous les ans, des chambres disciplinaires condamnent des médecins, en première instance ou en appel, pour des inconduites à caractère sexuel. « Donc il existe bien des textes, puisque des décisions sont prises. »

Mais est-ce bien toujours le cas ? Agressée par son collègue, Chloé, la gynécologue, a par exemple refusé de saisir le Conseil de l'Ordre, certaine qu'il serait protégé par son statut de médecin.

Au niveau judiciaire, la démarche serait même encore plus difficile pour les patientes. Car, pour constituer leur dossier, elles ont besoin… des confrères de leur agresseur. « Dans des affaires de harcèlement sexuel, les certificats médicaux pèsent lourd pour prouver le choc. Or, elles peuvent être dans une stratégie d'évitement des docteurs. Dans certains cas, les médecins sont hyper-remontés contre leurs confrères, mais la confraternité joue aussi à plein », explique Marilyn Baldeck, dont l'association a été saisie par 223 femmes pour la seule année 2017.

D'autant que ces patientes abusées sont isolées et n'ont aucun moyen de savoir que d'autres femmes ont subi le même sort. « Elles ont encore moins d'armes que les personnels hospitaliers pour libérer leur parole. Elles sont dans un colloque singulier avec le médecin, elles vont être victimes d'une agression, elles vont sortir de là, à qui peuvent-elles en parler ? On ne sait pas. Alors que pour une infirmière, une aide-soignante, à un moment donné, les gens parlent entre eux, ça finit par sortir[1] », souligne

1. Entretien avec l'auteur, 29 mai 2018.

justement Bernard Chenevière, chef du département de gestion des PH au CNG.

Car, si les collègues s'arrangent effectivement parfois entre elles pour établir des stratégies de défense ou éviter qu'une victime ne croise son harceleur, les patientes, elles, ne peuvent bénéficier du soutien d'aucun groupe. Et se retrouvent donc seules, dans une relation complètement déséquilibrée, avec leur agresseur. Un agresseur à qui elles faisaient confiance.

Les patientes ont donc moins d'espace pour libérer leur parole et se soutenir entre elles. À rebours, les infirmières, aides-soignantes, étudiantes ou docteures subissent le joug de leur harceleur au quotidien. L'emprise, plus sournoise, entraîne une démolition méthodique que les victimes encaissent de plein fouet pendant longtemps avant de réaliser la nature de l'attaque.

En bref, aucun diplôme, aucun statut ne protège ces femmes. Surtout quand leur agresseur est haut placé.

8.

Le chef tout-puissant

La docteure Besma C. est une battante. C'est sûr, elle n'en restera pas là. Elle a des années d'études derrière elle, elle s'est tellement donnée pour obtenir ses diplômes. Quelque chose doit bien être possible.

Fatiguée et éreintée, une dernière voie s'offre à elle : elle contacte un syndicaliste membre de la commission médicale d'établissement (instance représentative, donc, de la communauté médicale) afin, d'abord, d'essayer de mettre un terme aux modifications inopinées de son emploi du temps. Son changement de service est même envisagé.

Mais ces tentatives avortent. « Dommage pour toi et pour nous. Il faudra bien trouver une solution… », écrit par mail le chef de service à sa subordonnée en avril 2010.

Finalement, comme beaucoup d'autres victimes de ce livre, face à l'impossible, la docteure Besma C.

tombe dans une grave dépression en février 2012. Comme Justine, comme Anne-Lise, comme toutes les autres dont les histoires s'égrènent au fil de cette enquête.

Toutes ont fini par sombrer. Beaucoup nous l'ont dit, c'est la guerre d'usure qui a eu raison d'elles. Étouffées par le pouvoir de nuisance de leur bourreau. Prises au piège.

Après sa dépression, Besma C. revient malgré tout travailler dans le même service. Pour s'arrêter de nouveau, en juin 2012, enlisée dans cet « état dépressif sévère » et surtout dans ces conditions de travail « évoquant le harcèlement ».

L'arrêt lui vaudra les foudres de son patron. Dans un mail, il l'accable : « Décidément, notre collaboration n'a plus aucun sens. Tu dois t'en rendre compte et en tirer les conclusions qui s'imposent. » Le courriel est transféré, par le mari de la docteure Besma C., à la directrice de l'hôpital.

La neurologue finit par demander la protection fonctionnelle – dispositif légal destiné aux agents publics victimes d'infractions à l'occasion ou en raison de leurs fonctions –, en février 2013, contre ce qu'elle vit comme un harcèlement moral. Cette protection ne lui est pas accordée ; elle engage donc une procédure, à l'été 2013, contre son employeur. D'abord rejetées en première instance, ses demandes sont entendues en appel, en juin 2016.

La cour administrative d'appel de Paris qualifie son cauchemar de « harcèlement moral caractérisé » de la part de ses supérieurs. Le jugement, sans détour, rappelle le désaccord médical originel, qui a provoqué « des manifestations d'hostilité chronique [des responsables du service] » à l'égard de la docteure Besma. Il note également le peu de moyens mis en œuvre par l'administration hospitalière pour mettre fin aux « agissements de harcèlement moral ».

L'AP-HP est condamnée à accorder la protection fonctionnelle à la neurologue. L'établissement public de santé tente malgré tout la cassation devant le Conseil d'État, mais son pourvoi est rejeté.

De fait, rien, dans son travail, ne change pour la neurologue, de plus en plus ostracisée. C'est finalement avec l'aide de son avocat, du professeur Bernard Granger, vice-président de l'association Jean-Louis Mégnien – qui lutte contre le harcèlement en milieu hospitalier –, et du président de la CME centrale que la docteure Besma C. a été transférée dans un autre hôpital en octobre 2017, douze ans après son arrivée dans le service.

Y a-t-il eu une enquête administrative ou une sanction contre les responsables de ce qui semble bien être du harcèlement moral ? « Absolument pas, rien du tout », affirme-t-elle, assise sur le bord d'un confortable fauteuil, les mains sagement posées sur ses genoux, dans la pénombre de son salon décoré de portraits d'actrices en noir et blanc. Nous n'en saurons pas plus du côté de l'AP-HP, qui n'a pas répondu à nos questions.

Si cette absence d'enquête disciplinaire se confirmait, elle rangerait les deux chefs de service dans la case des « intouchables », au même titre que le docteur Saïdi à Lavaur ou que le chirurgien ayant agressé Justine, lui aussi professeur. Tous protégés par leur statut et restés à l'abri des sanctions internes, d'une procédure du CNG – en charge de la carrière des médecins hospitaliers –, ou simplement des réprimandes de la direction. Ils ne sont pas les seuls.

Ainsi, à chaque victime, la même rengaine : l'impunité des bourreaux dans l'enceinte de l'hôpital. Et ce, que ces femmes soient docteures comme Besma C., infirmières comme Justine, aides-soignantes comme Jessica ou techniciennes de labo comme Anne-Lise.

On l'a vu, dans l'affaire de la docteure Besma C., les réactions de la direction ont été pour le moins frileuses. Pour la neurologue, deux raisons à cela.

D'abord, le chef de service serait « craint » par le monde médical, car il possède un accès privilégié aux journalistes. Surtout, « on ne touche pas à des personnes établies. On a une culture de la soumission. La première chose qu'on m'a dite, c'est : "Mais enfin, vous savez, quand un PH [praticien hospitalier] comme moi et un PU-PH [professeur des universités-praticien hospitalier] comme lui ne s'entendent pas, c'est le PH qui part", parce qu'il est en dessous », s'indigne-t-elle, la colère contenue faisant trembler sa voix douce. « Lui, il était sûr de gagner. » Professeur et chef de service, il semble en effet tout-puissant.

L'accusé, lui, se défend. Par mail, il explique : « Ni moi, ni mon adjoint, ni la direction de l'hôpital, ni la direction générale de l'AP-HP ne reconnaissons la matérialité des faits invoqués par le docteur Besma C., pas plus qu'une quelconque intentionnalité d'ailleurs. Une action judiciaire est en cours. Nous en reparlerons quand le juge d'instruction se sera prononcé. »

Il estime que le dossier pénal de la docteure est vide, d'autant que lui-même n'a pas été auditionné, même pas sous le statut de témoin assisté. « L'affaire qui nous occupe a des ressorts bien différents que ceux qui sont affichés », assure-t-il, en promettant de nous rencontrer une fois que la justice pénale aura rendu son verdict. De son côté, son adjoint n'a pas répondu à nos questions.

Mais, au fond, les confrères de la docteure Besma n'ont pas tort, quand ils lui rappellent la hiérarchie médicale et l'obligation de soumission des PH envers les PU-PH. C'est, on l'a vu, la règle à l'hôpital. Une règle qui se durcit encore plus lorsqu'on s'oppose au chef de service, puissant parmi les puissants.

« Le chef de service, on ne le remet pas en cause dans une équipe », nous confirme Clotilde Cornière, secrétaire nationale de la fédération CFDT Santé-Sociaux, ancienne infirmière. « Il faut dire aussi qu'il a les pleins pouvoirs. »

Cette hégémonie s'est tout de même atténuée avec la nouvelle gouvernance des hôpitaux, remettant l'autorité entre les mains du directeur. En effet, en octobre 2007, Nicolas Sarkozy émet le souhait que celui-ci devienne « le patron reconnu, le seul » de son établissement, initiant la loi Hôpital, patients, santé, territoires (HPST) en juillet 2009. « Une petite révolution, commentent alors *Les Échos*. Car, dans le monde de l'hôpital, le terme de patron désigne historiquement le médecin chef de service… »

Pourtant, encore aujourd'hui, « les supérieurs ont un pouvoir de vie et de mort » sur leurs subordonnées, tranche la docteure et professeure en santé publique Karine Chevreul. « Il y a un véritable rapport d'allégeance et les mandarins considèrent entre eux que c'est normal. On évolue dans un monde féodal. » Dans leurs services devenus fiefs, les chefs établiraient donc leurs propres règles, soumettant leurs vassaux de rang hiérarchique inférieur.

L'image paraît dure, presque excessive. Mais grimper les échelons de la pyramide hospitalière se fait rarement en douceur. « Plus on monte dans la hiérarchie, plus c'est violent », résume l'avocate spécialiste de la souffrance au travail Christelle Mazza. À l'hôpital, les carrières se construisent en effet sur la sélection des élites, et donc sur l'écrasement des concurrents.

« La structure hospitalière est fondée sur la réussite des plus agressifs, décrit quant à lui le docteur et écrivain Martin Winckler. Les gens qui montent dans la hiérarchie hospitalière sont par définition compétitifs. Ceux qui ne le sont pas en sortent[1]. » Autrement dit, ces chefs si puissants le seraient devenus de haute lutte et au prix de conflits parfois terribles. On imagine donc les conséquences sur leurs relations avec leurs subordonnés, hiérarchiquement inférieurs.

Les fameux mandarins dont parle la professeure Karine Chevreul, ces chefs de service et influents professeurs de l'hôpital public, tirent leur surnom de la référence aux hauts fonctionnaires de l'Empire

1. Entretien avec l'auteur, 3 septembre 2018.

chinois. Bien souvent, dans les grands hôpitaux, ils choisissent même leur successeur – rarement une successeuse. « Un système népotiste malsain, propre à l'hôpital », assure Clara de Bort.

La ministre de la Santé en a elle-même fait les frais. Avant de rejoindre le gouvernement d'Édouard Philippe en mai 2017, la docteure Agnès Buzyn a longtemps exercé en tant qu'hématologue, spécialiste des maladies du sang. À la tête de l'unité de soins intensifs d'hématologie de l'hôpital Necker, à Paris, dès 1992, elle est nommée professeure de médecine douze ans plus tard, en 2004. Une nomination « au forceps », selon *Libération*, à qui Agnès Buzyn déclare : « On veut bien nous imaginer médecins, mais pas plus. Professeures, ça non ! Cela n'est pas pour nous. Je n'ai jamais vécu autant de mépris et autant de haine. Comme si une femme n'avait pas le droit d'être professeure[1]. »

Quand elle ambitionne de prendre la chefferie de service en hématologie, elle doit affronter un concurrent masculin, présentant plus de publications universitaires qu'elle et, surtout, soutenu par les mandarins d'alors. Au bout de plusieurs années de concurrence acharnée, il obtiendra le poste tant

---

1. Éric Favereau, « la féminisation de la médecine en pleine santé », *Libération*, 10 octobre 2017.

convoité, « élu par un petit comité d'hématologues », et la professeure Buzyn n'aura plus droit qu'à subir son chef.

« Cela a été une période terrible. Si je n'avais pas eu mes enfants, je crois que j'aurais pu me suicider[1] », raconte-t-elle dans un portrait que lui consacre le magazine *Challenges* en janvier 2018. Elle a beau alerter la direction de l'hôpital Necker, de l'AP-HP (dont dépend Necker), des ministres de la Santé, rien n'y fait. Seul retour : « Si vous attaquez votre chef de service, vous êtes morte. » Étonnant refrain qui rappelle celui entendu par Besma C. C'est dire à quel point le système féodal est ancré, et son fonctionnement intégré par tous.

La future ministre finira par prendre la présidence de l'Institut de radioprotection et de sûreté nucléaire en 2008. Au revoir, l'hôpital public.

Le calvaire traversé par la ministre n'est pas rare. Dans un ouvrage[2] coécrit avec le professeur Christian Marescaux, Philippe Halimi, fondateur de l'association Jean-Louis Mégnien, dénonce : « Quand un chef de service, un chef de pôle, un directeur

1. Laurent Fargues, « Agnès Buzyn, l'étonnant parcours d'une hématologue devenue ministre de la Santé », *Challenges*, 30 janvier 2018.

2. *Hôpitaux en détresse, patients en danger,* Flammarion, 2018, p. 16.

d'établissement veut récupérer un poste de praticien (pour y mettre une de ses relations, par exemple), on harcèle celui qui l'occupe. »

La fonction de chef de pôle est issue de la loi HPST qui a réformé l'organisation hospitalière. Les établissements ont ainsi été « déconcentrés » autour d'une logique de « pôles d'activités médicales », urgences/réanimation ou femme/mère/enfant par exemple, dirigés par un médecin bien nommé donc chef de pôle.

Leur rôle diffère de celui du chef de service, puisqu'ils coordonnent différentes spécialités entre elles, quand le service demeure l'unité de travail où l'on soigne les patients. Surtout, ce nouveau statut a ajouté un responsable de plus dans la pyramide hospitalière.

« La généralisation des chefs de pôle a créé de nouvelles vassalités, de nouveaux lieux de pouvoir. La création d'une fonction hiérarchique intermédiaire entre le directeur et les chefs de service a brouillé les cartes… et suscité de nouvelles sources de jalousie et de rivalités, et donc de conflits[1] », analyse Alain Mourier, à la tête de la formation des directeurs d'hôpitaux, à l'EHESP (Écoles des hautes études en santé publique).

1. *Ibid.*, p. 198.

Le millefeuille de pouvoirs, déjà largement gâté par les luttes d'influence, a donc hérité d'une couche de plus, pour le plus grand malheur des militants contre le harcèlement à l'hôpital.

« Ils sont désignés par l'administration. Ils se retrouvent donc pieds et poings liés, s'ils veulent rester à leur place. C'est un échange de bons procédés entre la direction administrative et le personnel, dont elle attend qu'il soit dévoué[1] », commente Philippe Halimi, dont l'association Jean-Louis Mégnien, fondée en 2016, porte le nom de son ami, professeur, cardiologue à l'hôpital Georges-Pompidou à Paris, qui s'est jeté par la fenêtre de son bureau du septième étage, le 17 décembre 2015, après deux ans de harcèlement. « Dans des situations de maltraitance, souvent les chefs de pôle le savent, mais n'agissent pas, pour rester dans le sens de l'administration. »

Assis à côté de lui, le professeur Bernard Granger, vice-président de l'association, abonde : « C'est un problème de pouvoir. Souvent, les harcelés sont des subalternes. »

Encore une fois, la même impression, qu'elle provienne des victimes ou de leurs soutiens. Le constat effectué par le professeur Granger est identique à

1. Entretien avec l'auteure, 8 février 2018.

celui qui se dessine à la lecture de cet ouvrage. Certains tout-puissants auraient tous les droits sur leurs subordonnés, sans jamais être inquiétés par les directions.

9.

Ordre et confraternité

Voilà plusieurs jours qu'elle ouvre sa boîte aux lettres avec fébrilité. Justine, l'infirmière agressée par le chirurgien, le sait : le courrier du Conseil de l'Ordre des médecins devrait arriver d'une semaine à l'autre. Et pour cause, la commission de conciliation s'est tenue quelque temps auparavant, en mars 2018.

Justine ne s'y est pas rendue. Si elle est à l'origine de la procédure ordinale, elle ne souhaite pas discuter avec son assaillant, ni tenter de trouver un terrain d'entente avec lui. Elle en a le droit. Ce que veut la jeune femme, c'est que la justice se prononce.

Et puis, aussi, se rendre à cette réunion lui aurait fait perdre une journée de travail supplémentaire, elle qui en a déjà tant bavé avant de retrouver un poste.

Alors, ce jour-là, lorsqu'elle ouvre la petite boîte en fer devant la maison, elle n'est pas surprise d'y trouver une lettre qui lui est adressée. Nerveuse, elle triture l'enveloppe avant d'arriver chez elle, à l'abri, pour l'ouvrir. C'est que ces derniers mois l'ont plutôt habituée aux mauvaises nouvelles.

Enfin assise, elle déchire le papier blanc et en sort la missive tant attendue. L'en-tête du conseil départemental de l'Ordre des médecins prouve qu'elle ne s'est pas trompée. Mais la lecture refroidit immédiatement l'infirmière, qui n'espérait déjà plus grand-chose.

Aucune mesure ne sera prise contre le chef de service tant qu'aucune suite judiciaire n'aura été donnée à l'affaire. Le cercle vicieux tourne en boucle, l'enquête de police n'avançant plus depuis longtemps.

La règle voudrait pourtant que, à l'occasion d'un échec de la conciliation – comme c'est le cas pour Justine, puisqu'elle ne s'est même pas rendue à la réunion –, le conseil départemental de l'Ordre transmette sa plainte à la chambre disciplinaire du conseil régional, un cran plus haut. Mais le professeur, en tant que praticien hospitalier, a droit à un traitement de faveur.

En effet, dans le cas d'un médecin chargé d'une mission de service public comme lui, « si le conseil départemental ne relève pas de faute au regard de la déontologie, il répondra à la personne qui l'avait saisi [en l'occurrence, Justine] qu'en l'absence de faute constatée il ne défère pas le médecin devant la chambre disciplinaire de première instance[1] ».

Ainsi, le niveau départemental de l'Ordre peut, en quelque sorte, « préjuger » de l'affaire et décider si, oui ou non, il fait parvenir le dossier à la chambre disciplinaire, située au niveau régional. Décidément, les intouchables le restent à tous les niveaux.

Justine n'est pas la seule victime à voir son affaire mise sous le tapis par l'instance censée défendre « l'honneur et l'indépendance de la profession médicale ». Ailleurs, c'est une patiente tombée, elle, entre les griffes d'un médecin expert – dont le job consiste à déterminer la responsabilité en cas d'accident médical, par exemple – et bénéficiant du même statut de médecin chargé de service public. « Il lui a fait un toucher rectal sans lui demander son avis et alors que ce n'est pas indiqué, raconte Marilyn Baldeck. Après la consultation, il l'a inondée de SMS lui proposant des relations sexuelles, agrémentés de photos de son sexe. » Effectivement, les images de phallus sont plus que crues.

Le conseil départemental de l'Ordre dont dépend le praticien est saisi. Mais la victime reçoit un

1. Conseil national de l'Ordre des médecins, « Quelles sont les étapes de la procédure ? », Foire aux questions.

curieux coup de fil : le docteur en question s'est expliqué, aucune entorse au Code de déontologie n'a été commise. À croire que certains ne se plient qu'à une version allégée de ces fameuses règles.

« Je suis très surprise de cette réponse, étant donné que les courriels que j'ai envoyés étaient très succincts et que je n'ai été à aucun moment sollicitée afin d'être auditionnée et d'apporter plus d'éléments sur les faits », leur écrit la plaignante. « À partir du moment où ils ont compris qu'elle n'était pas toute seule, les choses se sont remises en ordre », sourit malicieusement Marilyn Baldeck, à qui on ne la fait plus. La procédure est en cours.

De toute façon, même au sein de la profession, l'Ordre des médecins reste assez décrié. À l'image de la professeure Karine Chevreul, qui éclate de rire lorsqu'on mentionne la possibilité de condamnations ordinales. « L'Ordre ? Des sanctions disciplinaires ? » pouffe-t-elle en agitant la main au niveau de sa tempe, pour prouver son incrédulité.

Ou à l'image de Chloé, la co-cheffe de service de gynécologie que son collègue a attrapée par les seins, un jour de grosse fatigue. Elle a tout simplement renoncé à saisir le Conseil de l'Ordre. « Je suis médecin, je sais comment ça va se passer, il va être protégé », confiait-elle à l'AVFT.

Là encore, il a fallu se plonger dans un monde inconnu, dont on avait du mal à saisir toute la logique. Et, tout à fait par hasard, le docteur Christian Robert a croisé notre chemin. Contacté d'abord pour évoquer une affaire en cours, c'est lui, membre du conseil régional de l'Ordre des médecins de Midi-Pyrénées, assesseur à la chambre disciplinaire et accessoirement chirurgien orthopédiste à la retraite, qui a passé plusieurs heures à nous défricher le fonctionnement de la justice ordinale. « Je vais vous expliquer comment ça se passe[1] », promet-il gentiment.

Commençons donc par le début : l'arrivée de la plainte au conseil départemental de l'Ordre des médecins, la délégation locale la plus accessible aux citoyens. Après un signalement, il organise d'abord une conciliation entre le praticien et la personne à l'origine de la plainte. C'est ce qui s'est passé dans le cas de Justine.

Si cette tentative échoue, comme cela est arrivé à l'infirmière, le dossier doit revenir à la chambre disciplinaire de l'Ordre, située, elle, un cran plus haut au niveau régional. Attention, cependant : cette chambre ne peut pas être saisie par les particuliers.

Justine, par exemple, ne pourrait pas passer outre le refus du conseil départemental et s'y rendre

1. Entretien avec l'auteure, 22 mars 2018.

malgré tout. Patient, victime, collègue, n'importe quel individu devra d'abord passer par la fameuse conciliation.

Seules certaines autorités ont la possibilité de saisir directement cet organe disciplinaire : le préfet, le directeur de l'ARS, le procureur de la République, le ministre de la Santé et, bien sûr, le conseil départemental ou national de l'Ordre des médecins.

Présidée par un magistrat du tribunal administratif, la chambre disciplinaire est composée de membres issus de l'instance régionale et de praticiens ayant été élus auparavant dans un conseil départemental ou régional. Majoritairement donc, des confrères jugeant leurs pairs. Qui peuvent leur infliger des sanctions administratives : avertissement, blâme, interdiction temporaire d'exercer, radiation…

La procédure semble plutôt claire. C'était sans compter l'exception pour… les médecins « chargés d'une mission de service public », dont font partie les praticiens hospitaliers. Il fut un temps, pas si lointain, où il était tout bonnement impossible de les traduire en chambre disciplinaire. La loi Bachelot de 2009 est venue changer la donne. Sans pour autant aller jusqu'au bout, puisqu'ils bénéficient toujours d'une forme d'exception disciplinaire.

« Quand on reçoit une plainte qui concerne un praticien lambda, on est obligé de transmettre à la chambre disciplinaire. En revanche, quand il s'agit d'un médecin hospitalier ou chargé de mission de service public, là, c'est le conseil départemental réuni en séance plénière qui décide. Il débat de la gravité des faits et vote pour porter plainte ou non auprès de la chambre disciplinaire », explique le très pédagogue Christian Robert.

Une pratique surprenante, confirmée par l'évolution du dossier de Justine, mais surtout inéquitable. Pour quelles raisons ces médecins bénéficient-ils de ce traitement de faveur ? On l'a vu, ils restent souvent relativement protégés et à l'abri des sanctions entre les murs des établissements de santé – difficile d'imaginer que cette malheureuse habitude se perpétue en dehors.

Christian Robert a beau avoir lui-même effectué toute sa carrière de chirurgien à l'hôpital pendant plus de trente ans, il déplore cette disposition et aurait aimé que les docteurs se retrouvent sur un pied d'égalité, quel que soit leur statut. « C'est ennuyeux, car on effectue une sorte de pré-jugement en conseil départemental, on l'examine en séance plénière et on dit : "Ça, on transmet ou on ne transmet pas ?" Ce qui signifie qu'on juge quand même. Or, ce n'est pas du tout notre rôle. »

Au-delà de ces considérations techniques, dont même l'assesseur de la chambre disciplinaire de

Midi-Pyrénées fustige l'injustice, c'est surtout la confraternité entre praticiens que craignent les victimes. Car, avant toute chose, « les membres du Conseil de l'Ordre restent les collègues de la personne qu'on accuse », rappelle Martin Winckler.

En témoigne par exemple la volonté du docteur Dupagne, soutien de l'opération Hippocrate, de délocaliser le traitement des affaires de violence. « Quand on se plaint devant l'Ordre, on reste au niveau local. Vous allez vous plaindre chez des gens qui se connaissent entre eux. Le groupe s'organise contre l'élément perturbateur, donc la victime. »

Pour s'en convaincre, il suffit de lire ces réflexions[1], entendues par des patientes abusées lors des réunions de conciliation – celle-là même à laquelle Justine a refusé de participer. « Mais enfin, de quels torts vous plaignez-vous, puisqu'il vous a dit qu'il vous aimait ! » « Vos propos sur ce psychiatre sont inadmissibles, vous êtes perverse ! » Ou encore cette remarque lancée par un conciliateur étonnamment compatissant à un praticien poursuivi : « Cher confrère, vous avez une spécialité très difficile… »

La solidarité masculine irait-elle donc jusque-là ? Jusqu'à la protection des pairs, à tout prix ?

1. Opération Hippocrate, 26 mars 2018.

Christian Robert souffle un peu, mais le chirurgien à la retraite a sa franchise pour lui. Et répond sans ambages : « Ça dépend des personnes en place. C'est sûr que… si le praticien mis en cause est connu par un certain nombre de médecins du conseil départemental, ce sera effectivement assez difficile, parce qu'ils lui trouveront des excuses. Vous savez comment c'est, ils diront : "Bon, ce n'est pas si terrible." »

Sa réponse a le mérite de la franchise, d'autant que, au niveau national, on se veut plus nuancé. « Si des signalements identiques nous parviennent de personnes différentes, je ne pense pas que les médecins en question puissent bénéficier de protection », défend Gilles Munier, vice-président du Conseil national de l'Ordre des médecins, en soupesant chaque mot.

Mais s'il n'y a qu'une seule victime ? Ou si une seule personne a le courage de signaler un praticien ? « La juridiction disciplinaire n'est pas meilleure que la juridiction pénale. »

Il n'en reste pas moins que les confrères peuvent parfois se dresser comme un mur face aux victimes. Et pour cause, les docteurs ont entre eux une obligation de confraternité. À l'article 56 du Code de déontologie médicale, validé par décret ministériel, on trouve en effet cette formule : « Les médecins doivent entretenir entre eux des rapports de bonne confraternité. » Cette règle consisterait en fait en une prescription de discrétion à respecter devant le patient si un confrère a émis un diagnostic erroné.

« Il ne s'agit pas d'une manifestation de corporatisme, mais d'une solidarité et d'une entraide nécessaires à l'accomplissement de la mission médicale », précise sur son site le Conseil national de l'Ordre des médecins. En ajoutant pourtant, quelques lignes plus loin, que « le médecin ne doit jamais médire d'un confrère dans l'exercice de sa profession, mais plutôt prendre sa défense s'il est injustement attaqué ».

Voilà qui expliquerait pourquoi, avant même d'avoir franchi le seuil du Conseil de l'Ordre, certaines patientes abusées se sont vues dissuadées d'intenter une quelconque action[1].

« Les médecins se serrent les coudes entre eux et vous risquez d'être déçue par l'accueil qui vous sera réservé si vous portez plainte », entend l'une. Quand une autre encaisse : « Vous savez, dès qu'on introduit le juridique, on est confronté au corporatisme, à la confraternité. » De quoi donner le tournis.

---

1. Opération Hippocrate, 26 mars 2018.

Et pourtant, il paraît que « l'Ordre des médecins encourage les victimes à porter plainte devant ses instances », d'après un communiqué paru lors de l'affaire Weinstein. Après le mouvement de libération de la parole qui a suivi la chute du producteur hollywoodien, les instances nationales de l'Ordre ont rappelé à leurs relais locaux leur mission d'accueil et d'écoute bienveillante. Et celle de la transmission des plaintes, même si, on l'a vu avec Marilyn Baldeck, celles-ci sont parfois écartées d'un simple coup de fil.

« La difficulté est peut-être un petit peu psychologique : certains pensent que le fait de traduire un médecin en chambre disciplinaire revient à s'octroyer un rôle de juge. Notre ennui auprès des conseillers départementaux consiste à leur faire prendre conscience qu'ils ne jugent pas un médecin en le déférant devant une chambre disciplinaire », tournicote Gilles Munier.

Autrement dit, c'est parce qu'ils seraient effrayés à l'idée de juger leurs confrères que certains membres des instances refuseraient de se prononcer. Dommage pour les victimes, qui attendent justement de l'institution un positionnement fort, mettant fin aux violences qu'elles ont subies et qu'elles craignent, à raison, de voir se perpétuer.

Pourtant, Christian Robert le confie d'emblée : « On voit des comportements d'ordre sexuel. Des patientes qui se plaignent de toutes sortes de choses, on en a souvent ! » Gilles Munier confirme : « De manière schématique, dans les affaires d'inconduites à caractère sexuel, les victimes potentielles sont des patientes. »

Et les consœurs, et les collègues ? Pas à sa connaissance. Elles semblent plutôt touchées par des problèmes de harcèlement, selon les dossiers disponibles.

L'Ordre des médecins n'est pas le seul lieu frappé par la confraternité, parfois malsaine, dont bénéficient les assaillants. On l'a vu, à l'hôpital se jouent quelquefois de terribles conflits, perpétués par un système de domination bien installé. Et les puissants peuvent là encore se serrer les coudes, au détriment des victimes qui paieront le prix fort en tentant de s'élever contre cet ordre établi.

Ce n'est pas pour rien que la chercheuse Emmanuelle Godeau, étudiant le parcours initiatique des futurs médecins hospitaliers, intitule son livre *L'Esprit de corps*.

Une jeune interne en a sérieusement fait les frais. Neurochirurgienne, elle vit désormais du RSA, après quinze ans d'études. « Cette femme d'origine maghrébine a atterri dans un milieu machiste, élitiste, hostile, où elle ne parvient pas à se faire une place bien qu'elle ait validé tous les concours et examens nécessaires[1] », raconte le journaliste de Mediapart, Michaël Hajdenberg, qui a publié son histoire.

Après quatre semestres d'internat sans problèmes, on la dissuade de choisir la neurochirurgie, spécialité particulièrement estimée. Étudiante acharnée, monstre de travail, elle reproche alors aux mandarins d'« avantager la progéniture d'un chirurgien réputé ». Malheur à celle qui ose s'en prendre à l'*establishment*.

Elle a beau lutter sans relâche, malgré les multiples vexations dont elle est victime – exclue d'un bloc opératoire, privée de cours, évincée d'une liste de diffusion –, décrocher en parallèle deux autres diplômes universitaires, réussir haut la main des stages loin de l'établissement où l'enfer a commencé, valider sa thèse, rien n'y fait : elle n'obtient aucun poste. Auprès de Mediapart, un médecin l'ayant côtoyée affirme, lui, qu'elle s'est « grillée avec tout un pan de la chirurgie française et a du mal à travailler en équipe ».

Bousculer le système féodal hospitalier mériterait-il une telle punition ? On a beau se frotter les

1. Michaël Hajdenberg, « La neurochirurgie ferme la porte à une femme d'origine maghrébine et populaire », Mediapart, 20 juin 2017.

yeux à la lecture d'une histoire si ahurissante, l'ancien conseiller au cabinet de la ministre de la Santé Marisol Touraine ayant suivi le dossier, Djillali Annane, confirme auprès du journal : « Les équipes se connaissent. Or le poste qu'elle recherche nécessite un adoubement. Le ministère était prêt à faciliter l'ouverture d'un poste, mais ça ne marche pas. [...] On ne peut pas nier qu'on est dans un milieu où, si le candidat n'est pas du moule, il lui est difficile de faire son chemin. »

Incroyable, mais vrai : même le ministère ne peut rien face à une profession qui refuse d'« adouber » la nouvelle. Dans ce petit milieu, coincé dans son entre-soi, tous les membres ont fait front contre l'intronisation de la neurochirurgienne. Nous sommes ici bien au-delà de la confraternité, ou même du corporatisme exacerbé, mais dans un mécanisme de conservation de précarré, de cooptation malsaine, qui écrase celle ayant osé défier le système.

Contactée, la jeune femme n'a pas souhaité nous répondre. Vu l'enfer qu'elle a traversé, on la comprend. « Elle est dans une impasse : ils sont 500 neurochirurgiens en France, elle a une *fatwa* contre elle », regrette amèrement une source qui a longtemps suivi son dossier.

« C'est ça, l'histoire du harcèlement : même si les victimes gagnent, elles sont grillées », déplore

Francis Sahal. « Qui va vouloir travailler avec quelqu'un qui a porté plainte pour harcèlement ou viol ? Si vous déclenchez ça, vous êtes tricarde. Vous êtes cramée », s'étrangle-t-il en s'énervant sur le peu de suites données au mouvement MeToo.

« On peut toujours gloser en se disant que tout a changé, mais tout ça ne servira à rien si on ne protège pas les victimes ! »

10.

Directions silencieuses

Adossée au mur, Laurie inspire une longue bouffée de nicotine, dévoilant d'un geste les tatouages qui couvrent son avant-bras. Les yeux fermés, la tête penchée en arrière, elle profite de l'air frais, savoure ces quelques minutes de pause loin des néons du laboratoire. La trentenaire sort machinalement son téléphone, regarde son reflet dans l'écran, en profite pour replacer quelques mèches de son carré noir plongeant.

Soudain, alors qu'elle scrute les notifications sur son smartphone, son visage se fige. Les yeux écarquillés par la surprise, la bouche déformée par un mélange de peur et de colère, elle laisse échapper un juron. « Mais ce n'est pas possible ! Même sur mon téléphone, il faut que je voie sa gueule ! Même là, il faut qu'il me suive ! » s'emporte-t-elle subitement, surprenant ses collègues.

Elle leur tend l'objet du crime. Sur le profil Facebook s'affichant sur l'écran, la petite sonnette des notifications s'agite : « Vous avez manqué un appel vidéo de V. » V. ? Le médecin biologiste du labo de l'hôpital où elle travaille. Celui-là même qui lui pourrit la vie depuis trois ans et demi.

Les « interros surprise », lors desquelles il lui demande de joindre les doigts et tape dessus avec une règle en bois si elle se trompe, comme les instits du début du siècle. Les remarques impromptues : « Qu'est-ce qui m'a pris de tomber amoureux de vous ? » ; « Il n'y a que deux hommes dans votre vie, moi et votre mari » ; « Laurie, est-ce que je peux vous faire une proposition indécente ? » ; « Je vous interdis d'aller voir d'autres hommes dans ce labo ».

Les caresses dans les cheveux, les mains saisies au vol lors de manipulations techniques, les bras autour des épaules. Cette fessée qui laisse la trace rouge des cinq doigts du praticien suffisamment longtemps pour que les collègues puissent le constater. Cette claque sur le haut de la cuisse, devant une supérieure – qui l'assurera de son soutien. Et puis ces visites incessantes et injustifiées lorsque Laurie exerce dans un autre secteur.

Il lui aura fallu du temps, à Laurie, et beaucoup de discussions pour comprendre qu'elle subissait le harcèlement sexuel de son supérieur.

Pendant ces trois ans et demi, la technicienne a plusieurs fois tenté de reprendre les choses en main. Après l'épisode de la fessée, d'abord : dans le laboratoire surchargé, les techniciennes essaient de se débarrasser des appareils défaillants. En blaguant avec le docteur V., Laurie se plante devant un gros cube blanc et le désigne comme une des bécanes obsolètes. « Dommage qu'on la jette, celle-là : vous ne pourrez plus nettoyer vos bagues », le chambre-t-elle face à la machine à ultrasons, d'ordinaire utilisée pour extraire de l'ADN, mais servant aussi dans des autres milieux professionnels, en joaillerie par exemple.

Le médecin se retourne, jette son bras en arrière avant de lui claquer la main sur la fesse. Laurie reste ahurie. Vient-il réellement de lui coller une fessée ? Il continue le tour du laboratoire alors qu'elle va s'asseoir les bras ballants à côté de Marthe, sa collègue.

« T'en fais, une drôle de tête. Qu'est-ce qui t'arrive ? » lui demande sa voisine. « Écoute, il vient de me mettre une fessée », lâche Laurie, toujours ébahie. Marthe s'alarme : « Tu plaisantes ? » Mais Laurie lui assure que non et, surtout, que « ça lui pique encore ». Elle baisse alors son pantalon pour prouver ses dires à sa collègue, qui ne peut réprimer un cri de surprise en voyant la trace des cinq doigts du médecin imprimés en rouge sur le derrière de Laurie. « Là, ça craint. Il faut que tu en parles à l'encadrement ; ça suffit, tu ne peux pas subir ça », s'agite Marthe.

Laurie interpelle donc sa cadre, qui se lève brutalement en entendant le récit de la technicienne, comme pour aller personnellement régler son compte au docteur V. Laurie l'en empêche : elle craint son courroux, vu qu'il est réputé pour être sanguin. Aussi, elle s'inquiète de ne plus pouvoir exercer dans le secteur de biologie moléculaire, qu'elle adore. « Il y a quelques années de ça, le chef de secteur m'a demandé de sortir une de tes collègues de la biologie moléculaire parce qu'il la sentait en grand danger là-bas », la prévient la cadre.

Étrange remarque, quand on y songe. Ainsi, un membre de l'encadrement connaissait le comportement du docteur V., anticipant même les conséquences dramatiques qu'il pourrait avoir sur une de ses subordonnées. Pourtant, c'est elle qui a quitté le service. Et le biologiste est resté à son poste, sans rencontrer de problème. On se demande même s'il a été sanctionné ou au moins remis à sa place par sa chefferie, étant donné qu'il a pu poursuivre son harcèlement sur Laurie, la remplaçante de sa première victime.

La cadre de la jeune femme, elle, lui laisse le choix : « Je ne peux pas te laisser dans le labo après ce que tu viens de me dire. Donc, soit tu vas le voir et tu en parles avec lui, soit c'est moi qui interviens. » Laurie, sûre d'elle, va donc remettre les pendules à l'heure avec le docteur, qui blêmit et s'excuse. La technicienne rassure sa cadre : aucun souci, tout est réglé.

Mais il continue son manège, la suit partout, lui parle de son physique. La fameuse collègue que sa cadre a évoquée, celle qui a dû être sortie du secteur de biologie moléculaire, l'alpague un jour. « Tant que tu ne sortiras pas, tu ne t'en sortiras pas », lui murmure-t-elle, les larmes aux yeux, en serrant ses mains dans les siennes. Pour Laurie, c'est clair : cette femme a vécu le même enfer qu'elle.

Bouleversée par cette rencontre, la trentenaire retourne voir sa cadre. Celle-ci lui assure qu'elle peut changer de secteur si elle le souhaite. Décidément, une nouvelle fois, c'est à la victime de tout sacrifier, comme la précédente a été déplacée, mais aussi comme Justine a dû quitter son service après son agression, comme la docteure Besma C. a changé d'établissement, comme Anne-Lise a démissionné de son poste.

« Si tu as des choses à lui dire, il faut que ça sorte », conseille néanmoins la cadre à la technicienne de labo. Prenant son courage à deux mains, Laurie retourne voir le praticien et commence à lui lister toutes les remarques qu'il lui a faites, datées et consignées dans un petit carnet. Le docteur panique et promet que ça ne se reproduira plus.

De nouveau, Laurie rassure son encadrement. Dont un membre réagit enfin. Le cadre des ressources humaines lui explique qu'il évoquera le problème avec le praticien lors de son entretien annuel. Mais la jeune femme refuse, elle le lui interdit même, rongée par le sentiment de culpabilité. Elle craint aussi, sans oser le formuler, le regard que les autres biologistes porteront sur elle. Par peur d'attirer l'attention, elle a déjà tu de nombreuses remarques déplacées.

Une collègue la pousse tout de même à alerter la médecine du travail. « Vous avez la tête sur les épaules, vous pouvez intervenir encore une fois », la convainc la psychologue. Vu l'échec des tentatives précédentes et les antécédents du docteur V., il est permis d'en douter. Mais elle prépare avec Laurie quelques formules à employer, en utilisant « les mots qui font peur ».

La trentenaire repart confiante. Mais, dès le lendemain, elle aperçoit la « gueule » de son harceleur sur son téléphone.

Alors, la tempête éclate. La médecine du travail sort la technicienne du secteur de biologie moléculaire, le docteur V. se fait convoquer par son chef de service, puis par la direction. Une autre collègue, récemment arrivée, dénonce des faits similaires. On découvre encore que le biologiste aimait caresser le ventre de ses collègues enceintes ou qu'il jugeait quotidiennement la tenue de l'interne en stage.

Au sein de l'équipe, ses collègues hurlent au scandale contre l'encadrement qui n'est pas intervenu. Mais Laurie culpabilise : c'est précisément elle qui leur a demandé de ne pas intervenir. Effondrée par l'ampleur des événements, elle sera soutenue par la CGT et le DRH de l'hôpital, qui lui permettent de rester chez elle tant qu'elle ne se sent plus en sécurité sur son lieu de travail.

Le docteur V., lui, se met en arrêt maladie. À l'heure actuelle, il n'a pas remis un pied à l'hôpital. Laurie, elle, a finalement retrouvé le laboratoire.

L'enquête administrative effectuée par la direction a été présentée en CHSCT, « mais rien n'a été réglé ensuite, précise une syndicaliste de l'établissement. Le directeur affirme que ce n'est pas à lui de sanctionner, mais au CNG. Donc aucune mesure n'a été prise contre lui. Je pense que la hiérarchie espère qu'il parte de lui-même ».

Comme si personne n'avait le pouvoir de régler cette affaire et de prendre les sanctions nécessaires. Contacté, le CNG nous a affirmé suivre le dossier, mais ne pas pouvoir se prononcer pour le moment. L'instruction serait-elle toujours en cours ? Mystère.

Pendant longtemps, Laurie a gardé pour elle ses déboires avec le docteur V., parce qu'elle n'a pas tout de suite réalisé qu'elle était une victime, mais aussi parce qu'elle craignait qu'il ne lui en veuille ou qu'elle ne perde sa place au labo.

Mais, dans ce cas précis, c'est également l'attitude de la hiérarchie qui doit être questionnée. Comment le docteur V. a-t-il pu rester en place sans être inquiété, alors même qu'une autre victime avait déjà dû changer de poste, étant « en grand danger » ? Comment se fait-il que personne n'ait simplement surveillé son comportement à l'égard de Laurie, une fois le premier avertissement lancé, même si la technicienne ne souhaitait aucune intervention ? Pourquoi, enfin, une fois l'enquête administrative en cours, la jeune femme a-t-elle eu à répéter à la médecine du travail l'injustice de sa situation, s'étant vue retirée d'un job qui lui plaisait énormément, alors que son harceleur a conservé sa place dans son secteur ?

Au moins Laurie a-t-elle été écoutée. Sa volonté a été respectée par son encadrement, dont on imagine aussi le dilemme : trahir la technicienne ou lui faire confiance pour sauver la situation ?

Malheureusement, parfois, la hiérarchie agit d'abord et avant tout dans son propre intérêt, en oubliant celui des victimes. Et entretient la loi du silence, en sacrifiant ses employées.

Car, quand les victimes brisent le secret, elles se heurtent à l'omerta, aussi prônée par les directions pour préserver à tout prix l'image de l'établissement. Sauver les apparences, avant de protéger les soignantes.

Ainsi, en juin 2016, c'est l'hôpital d'Arras, dans le Pas-de-Calais, qui se fait vertement tancer par la vice-procureure du tribunal. La chambre correctionnelle juge alors le docteur Nkwete[1] pour des agressions sexuelles et des faits de harcèlement moral sur deux agentes supposés avoir été commis entre octobre 2014 et juillet 2015. L'une d'entre elles, secrétaire médicale, explique notamment avoir été caressée sur la poitrine et entre les cuisses par son supérieur hiérarchique, le médecin du travail.

Il aurait aussi essayé de l'embrasser contre son gré, aurait frotté son sexe en érection sur son corps, l'aurait plaquée au mur, lui aurait répété qu'il l'« aurait quand il le désirerait ». Un « abus de pouvoir » qu'elle a consigné au quotidien dans un petit carnet. Le docteur Nkwete, qui conteste ces faits, a

1. En appel, le docteur Nkwete a été condamné à un an de prison ferme et est sous le coup d'une interdiction d'exercer. Il devrait se pourvoir en cassation, d'après les avocats des victimes. Son premier conseil n'exerçant plus, il n'a pu être joint ; le nouveau n'a pas été retrouvé.

fait appel de la décision et s'est ensuite pourvu en cassation. Il est donc présumé innocent.

Samuel Cogez, journaliste à *La Voix du Nord*, a suivi le procès pour le quotidien. Il relate longuement dans son article la mise en cause de la direction par la représentante du ministère public : « [La vice-procureure Bozzolo] en profite alors pour se lancer dans un réquisitoire contre… l'hôpital d'Arras, coupable d'avoir fermé les yeux sur ce qui se passait, d'avoir tardé à alerter la justice et d'avoir traîné des pieds pour aider les enquêteurs de la police. “L'administration a mis cinq mois à signaler l'affaire, à la veille de la démission du médecin, tonne-t-elle. La direction de l'hôpital, qui a reçu cette femme, n'a rien fait si ce n'est dire qu'elle n'avait pas de preuves. En juin, elle fait un courrier à la direction sur ce qu'elle subit. Au lieu de transmettre à l'autorité judiciaire, comme l'impose la loi, il y a une enquête interne. Et le 17 août 2015, en période morte, on transmet finalement le signalement par courrier qui me sera remis en septembre.” »

Autrement dit, si l'on en croit la vice-procureure, la direction aurait tenté d'éviter que l'affaire n'éclate. D'abord en culpabilisant la victime, qui ne dispose d'aucun élément matériel contre le médecin. Qu'aurait-elle dû faire exactement ? Demander à son agresseur de répéter ses gestes pendant qu'elle le filmait ?

Puis en ne prévenant pas l'autorité judiciaire des faits s'étant déroulés dans l'enceinte de l'établissement, allant donc à l'encontre de l'article 40[1] du code de procédure pénale qui l'oblige à les signaler à la justice.

« Très offensive, [...] la vice-procureure a ensuite évoqué les difficultés des enquêteurs pour travailler sur cette affaire », continue *La Voix du Nord*. Selon elle, « l'ancienne direction s'est enfin soumise à ses obligations légales après avoir été questionnée à ce sujet lors de son pot de départ, se désole le parquet. Ensuite, l'hôpital a refusé de transmettre des pièces, de livrer les coordonnées des personnes aux enquêteurs. "Il a fallu que je décroche mon téléphone pour appeler le directeur adjoint de l'hôpital, et que je menace de venir faire une perquisition pour avoir enfin les coordonnées" ».

Pire encore que la passivité, le centre hospitalier n'aurait guère fait preuve d'enthousiasme dans sa

1. « Toute autorité constituée, tout officier public ou fonctionnaire qui, dans l'exercice de ses fonctions, acquiert la connaissance d'un crime ou d'un délit est tenu d'en donner avis sans délai au procureur de la République et de transmettre à ce magistrat tous les renseignements, procès-verbaux et actes qui y sont relatifs. »

collaboration avec la justice. Le silence, à l'hôpital, fait décidément loi à tous les étages.

« Pour Élise Bozzolo, "le CHA [centre hospitalier d'Arras] aurait préféré que ce procès public n'existe pas, peu importe la détresse des victimes. S'il y a eu pressions dans cette affaire, ce n'est pas sur M. Nkwete, mais sur les deux victimes[1]". » On ne pouvait sermonner plus frontalement la direction.

Ce réquisitoire sonne comme un rappel à l'ordre. La situation, de fait, l'exige. Dès l'embauche du médecin du travail, la direction a cafouillé. En effet, il était déjà mis en examen, alors, pour une affaire d'agression sexuelle sur des élèves militaires de Douai[2]. Recruté comme contractuel, et non comme fonctionnaire, le médecin du travail n'a pas eu à fournir d'extrait de casier judiciaire. Du reste, il n'était pas encore condamné à l'époque ; donc, celui-ci aurait de toute façon été vierge.

---

1. Samuel Cogez, « Un ex-médecin de l'hôpital d'Arras condamné pour agressions sexuelles et harcèlement », *La Voix du Nord*, 3 juin 2016.

2. Dans ce dossier, il a été condamné en février 2016 à trente mois de prison avec sursis et mise à l'épreuve pendant deux ans, avec interdiction d'exercer la profession de médecin pendant cinq ans et inscription au fichier des délinquants sexuels. Voir « Arras : l'ex-médecin de l'hôpital, soupçonné d'agressions sexuelles, condamné dans un dossier similaire », *La Voix du Nord*, 24 février 2016.

« L'hôpital avait-il moyen de le savoir ? » s'interroge *La Voix du Nord.* « Oui, en contactant les précédents employeurs ou en se demandant pourquoi le médecin avait été "reversé" de l'armée, où il était colonel, comme une patate chaude. "On peut le vérifier, assure un syndicaliste. *A priori*, cela a été fait, mais il y aurait eu un problème d'identité, il n'avait pas le bon nom." Cela paraît incroyable[1]. »

« Vous savez, à l'époque, on était tellement dépourvus de médecin de santé au travail que je crois qu'ils ont pris le premier venu[2] », tente Étienne Martinot, délégué FO de l'établissement. Encore une fois, la démographie médicale pèse de tout son poids dans la balance en défaveur des victimes de violences sexuelles.

Mais c'est au moment où les agentes harcelées et agressées osent s'adresser à l'administration que la situation dégénère. Au printemps 2015, elles signalent une première fois les abus perpétrés selon elles par le médecin du travail. « Elles ont été reçues le soir, tardivement, pour que ça ne sorte pas des murs. Ça a été : "On gère ça en interne, personne

1. « Arras : comment l'hôpital a pu recruter un médecin mis en examen pour agressions sexuelles ? », *La Voix du Nord*, 28 janvier 2016.

2. Entretien avec l'auteure, 7 février 2018.

n'en parle." Elles avaient consigne de ne pas en parler, l'histoire restait entre elles et la direction », décrit Christine Barbier, membre du syndicat FO de l'établissement, représentante du personnel et élue au CHSCT.

Secrétaire médicale de formation, elle connaît bien l'agente victime d'agression sexuelle. Une femme désormais détruite et dans l'incapacité de reprendre le travail encore aujourd'hui. « Franchir la porte de l'hôpital représente un vrai stress pour elle », se désole la syndicaliste.

« Quelqu'un à la direction des ressources humaines leur avait presque demandé d'étouffer ça », résume Étienne Martinot, délégué FO lui aussi et accessoirement le plus ancien infirmier de l'hôpital, avec quarante-deux ans passés au bloc opératoire. Après cette entrevue du printemps 2015, rien donc pour les victimes. Une saison s'écoule et, à l'été, les agentes décident de refaire leur signalement, cette fois par écrit. Elles seront finalement encouragées à porter plainte, mais la vice-procureure, elle, ne sera alertée qu'en septembre.

La direction demande également au docteur, contractuel, de démissionner. Un raccourci, pour Étienne Martinot : « L'administration aurait pu prendre des mesures plus radicales. Peut-être n'a-t-elle pas souhaité qu'il y ait trop d'éclaboussures à cette époque-là. Je crois que la direction d'alors n'a pas souhaité faire trop de publicité de ce genre dans toute la presse. »

D'autres sources, en interne, nous confient également cette impression. Car, depuis le départ du docteur Nkwete, deux autres praticiens ont, semble-t-il, été poussés à partir. Un chirurgien qui considérait visiblement comme de bon aloi de mettre la main aux fesses des infirmières n'a pas vu son contrat renouvelé. Et un urgentiste a été « viré du jour au lendemain » après de nombreuses propositions graveleuses à une employée du service.

« Ça a été des dossiers mis de côté de peur de la mauvaise pub pour l'hôpital. [...] Dans toutes ces affaires, les directions successives ont essayé de soigner l'image de l'hôpital », s'agace une autre source proche des dossiers. Sauver les apparences, encore, au détriment des victimes.

Pour autant, Étienne Martinot souligne que l'affaire Nkwete et sa médiatisation ont tellement irrité la nouvelle direction, arrivée en janvier 2016, qu'elle « ne fait plus dans le détail » dès lors qu'il s'agit de se séparer des agresseurs. Nous n'en saurons pas plus, nos demandes d'interview étant restées lettre morte.

Mais dans *La Voix du Nord*, qui révélait en mai 2018 une nouvelle affaire dans l'établissement

– une infirmière a porté plainte contre un chirurgien pour harcèlement sexuel, le praticien ayant été suspendu –, le directeur du centre hospitalier d'Arras, Pierre Bertrand, affirme : « Ma mission va au-delà d'un simple signalement que nous avons fait. Des conditions ont dû lui permettre d'avoir ce comportement, cela m'engage donc[1]. »

L'affaire du médecin du travail condamné aura aussi eu le mérite d'établir une procédure claire « d'alerte sur un fait de harcèlement sexuel ou moral ». Validé en CHSCT, le dispositif, composé notamment d'une fiche de signalement à remplir anonymement ou non, en tant que témoin ou victime, a depuis été diffusé dans tout l'établissement, à l'ensemble du personnel.

Dommage qu'il ait fallu, pour cela, un réquisitoire net et sans bavure contre l'ancienne direction et une médiatisation retentissante de l'affaire. La nouvelle direction a certainement les meilleures intentions du monde, mais fallait-il absolument, pour en arriver là, se faire d'abord prendre la main dans le pot de confiture de la non-dénonciation aux autorités et se faire remonter les bretelles lors d'un procès ?

1. Samuel Cogez, « Un chirurgien de l'hôpital, soupçonné de harcèlement sexuel, suspendu », *La Voix du Nord*, 24 mai 2018.

Et qu'en est-il ailleurs ? Des victimes à qui l'on demande de mettre un mouchoir sur leur agression, nous en avons rencontré. Combien sont-elles, dans d'autres établissements, à avoir été forcées de se taire, aussi par leur hiérarchie ?

Au nom de la préservation de l'image de marque d'un hôpital, d'une réputation à sauver, ou même de la démographie médicale tendue, ces femmes ont été soumises à la loi du silence aussi de la part de ceux qui étaient censés les protéger.

11.

Au cœur de la matrice, le CNG

« En tant qu'infirmière, durant la prise en charge chirurgicale d'une carotide chez un patient, et étant alors instrumentiste, le docteur, une nouvelle fois dans un état de stress et d'énervement, m'a porté le bistouri froid au niveau de la jugulaire [...]. »

« Le docteur a des propos discriminatoires, racistes, sexistes envers ses collègues. Il accuse certains d'être responsables de la mort de patients, car ils sont, selon lui, "incompétents". [...] Le vrai problème est le comportement odieux de ce docteur, incompatible avec l'activité d'un bloc opératoire. »

« J'ai été témoin d'un coup de pied violent donné par ce docteur à une infirmière de bloc opératoire qui intervenait directement sur le champ opératoire. Elle a consciencieusement continué son travail, et ensuite rien : pas de sanctions. Par contre, ce chirurgien, suite à son acte de violence, l'a suivie, harcelée pendant des semaines pour lui expliquer son geste dû, d'après lui, à son incompétence. »

« Suite à une défaillance d'un dispositif médical durant une prise en charge chirurgicale, et dans un état d'énervement et de stress manifeste, le docteur a publiquement mis en avant mes problèmes personnels afin de m'humilier, à savoir, je cite : "Elle ne pense qu'à son utérus, celle-là." [...] Je précise également que ma cadre était présente à ce moment précis, qu'elle a organisé mon remplacement et que, suite à mon départ, le docteur a continué à m'injurier. »

« J'ai été victime d'une agression physique par ce docteur le 21 juillet 2015 dans un bloc. Ce jour-là, après avoir reçu un violent coup de pied du docteur dans mes tibias, j'ai pris la décision de me retirer de son secteur, au sein duquel je travaillais depuis dix-sept ans[1]. »

Ces récits révélés en mars 2017 par *La Voix du Nord* constituent, avec d'autres, la matière première d'un dossier d'enquête administrative sur le comportement d'un chirurgien exerçant dans une ville du Nord. Certains remontent à plusieurs années et, pourtant, le praticien a pu exercer tout ce temps sans jamais être inquiété. Ni lui ni son conseil n'ont donné suite à nos demandes d'entretien.

1. Témoignages tirés de Perrine Diéval, « Un chirurgien de l'hôpital soupçonné de violences sur ses collègues et des patients », *La Voix du Nord*, 27 mars 2017.

« Dès son arrivée, dans les années 2000, il y a eu des alertes remontées à la direction, qui n'a pas du tout réagi[1]. » Celui qui parle est bien placé pour le savoir, avec sa casquette de délégué CGT de l'hôpital en question. Rigoureusement, il liste presque quinze ans d'actions dans l'établissement. D'abord, une pétition signée par l'ensemble du service en 2003. « La direction les avait reçus, écoutés sur tous les problèmes. Quelque temps plus tard, ce docteur est devenu chef du bloc. Ça les a refroidis. »

Puis, en 2013, une alerte lancée pour des attouchements sexuels. « La hiérarchie a été prévenue, mais n'a rien fait. L'infirmière s'est retrouvée dans l'obligation de quitter l'hôpital. Il a obtenu le poste de chef de pôle juste après cette agression. » Jusqu'à la goutte d'eau qui a fait déborder le vase : les coups de pied aux fesses reçus par une infirmière.

Fin janvier 2017, le chirurgien est suspendu de bloc. La direction, soudainement submergée par la colère du personnel, a dû rassembler les récits et les envoyer au Conseil de l'Ordre des médecins et au Centre national de gestion. Ce dernier, on l'a vu, responsable de la carrière des médecins hospitaliers, exerce le pouvoir disciplinaire à leur égard et décide de leur capacité ou non à continuer à pratiquer à l'hôpital.

1. Entretien avec l'auteure, 16 août 2017.

Six mois plus tard, en juin, trente et un agents – pour la plupart des agentes – portent plainte en dénonçant « la passivité, voire la, complicité, des autorités compétentes[1] ».

Pour Muriel Bodin, l'avocate des personnels du bloc, l'encadrement était effectivement au courant des agissements du chirurgien. « La direction ne peut pas dire qu'elle ne savait pas : elle avait accepté que les ibodes ne fassent qu'une journée dans le service, au lieu de deux ou trois, pour n'avoir qu'un seul jour à travailler avec le praticien. Si ça, ce n'est pas une reconnaissance tacite ! La hiérarchie savait et ils ont géré comme ça, en fermant les yeux[2]. »

D'après elle, le chirurgien avait pour habitude de travailler avec l'équipe qu'il s'était choisie, dans un bloc situé tout au bout d'un couloir. Un vase clos où la situation a pourri d'année en année, sans que cela chiffonne ceux qui auraient pu arrêter le désastre.

« Je sais que la directrice avait de bons rapports avec le chirurgien. À plusieurs reprises, je lui ai proposé *un modus operandi* pour le mettre hors d'état de nuire, mais elle a toujours refusé. » Aussi, le service de l'intéressé rapportait beaucoup à l'hôpital, selon

1. Bruno Renoul, « Trente et un agents portent plainte dans l'affaire du chirurgien soupçonné de harcèlement et de violences », *La Voix du Nord*, 15 juin 2017.

2. Entretien avec l'auteure, 22 août 2017.

l'avocate. Contactée, la direction n'a pas souhaité s'exprimer, « le dossier étant toujours en cours[1] ».

À l'heure où ces lignes s'écrivent, l'enquête préliminaire n'est effectivement toujours pas finie. Mais les enquêtes administratives, elles, ont bien avancé. Et dans un sens bien surprenant, au regard des faits reprochés, comme nous l'explique Bernard Chenevière, chef du département de gestion des praticiens hospitaliers au CNG.

Le chirurgien exerce toujours, une soixantaine de kilomètres plus au sud. Une mise en disponibilité qui passe aux yeux de beaucoup pour un permis d'abuser.

« Soyons francs. Il y avait une discussion en interne à propos de ce dossier. Je ne vous dirai pas qui pensait quoi, mais oui, la disponibilité a permis de régler cette affaire dans un premier temps, pour ne pas l'orienter sur le terrain disciplinaire, c'est clair[2] », nous lâche subitement Bernard Chenevière.

La bombe fait son effet. D'autant que, quelques minutes auparavant, il nous expliquait que, dans ce genre d'affaires, l'instance insiste pour que le chef d'établissement fasse un signalement auprès

1. Courriel datant du 4 avril 2018.
2. Entretien avec l'auteure, 29 mai 2018.

du procureur. « La directrice n'a pas voulu. Sur ce dossier-là, on n'a pas bougé, car l'établissement n'a voulu ni suspendre le praticien, ni surtout signaler à la justice. »

Comment expliquer cette immobilité ? Difficile de le savoir, d'autant que la direction n'a pas répondu à nos questions. Mais le responsable du CNG tente une hypothèse : « J'ai eu de longues conversations avec la directrice de l'hôpital. Je pense que, d'une certaine façon, elle était assez embêtée, car ce docteur était encore couvert par bon nombre de praticiens hospitaliers de l'établissement. Donc elle a dû se rallier à la position de la communauté médicale. Maintenant, je ne peux pas le prouver ; je n'en sais rien, à dire vrai. »

D'après lui, la suite pénale pourra relancer le dossier et engager une procédure disciplinaire. En attendant, en l'absence de sanctions, le chirurgien reste évidemment libre d'exercer où bon lui semble. « Il avait une très bonne réputation par ailleurs, du point de vue opératoire. Ça peut servir, un bon chirurgien », renchérit Bernard Chenevière. Pénurie médicale, j'écris ton nom.

Si le CNG n'a pas sanctionné, c'est aussi parce que l'Ordre des médecins a rejeté la plainte de l'agence régionale de santé (ARS) des Hauts-de-France.

En juin 2017, quand le CHSCT de l'hôpital lance l'alerte à propos du chirurgien, une enquête interne débute au centre hospitalier. En parallèle, la directrice de l'ARS des Hauts-de-France saisit aussi la chambre disciplinaire de l'Ordre des médecins du Nord-Pas-de-Calais.

Près d'un an plus tard, en mai 2018, l'instance rend sa décision : la plainte est rejetée[1]. Une sentence rendue « en l'absence de toute représentation de l'agence régionale de santé des Hauts-de-France dûment convoquée ».

On imagine le problème : comment juger du fond de cette affaire si seul le praticien est présent ? En effet, ni les victimes – qui ne sont pas à l'origine de cette plainte – ni l'ARS, absente, n'ont été entendues par la chambre disciplinaire.

On apprend d'ailleurs, à la lecture du délibéré, que le chirurgien a présenté sa démission en janvier 2016, fatigué de la « faillite organisationnelle du centre hospitalier », mais que celle-ci a été refusée par la direction.

Mais le coup fatal est porté dans le dernier point des conclusions. « Eu égard à la gravité des faits reprochés, ceux-ci n'ont fait l'objet d'aucune décision de suspension dans l'intérêt du service de

1. Chambre disciplinaire de première instance du Nord-Pas-de-Calais de l'Ordre des médecins, décision du 15 mai 2018.

l'intéressé de la part de la direction du centre hospitalier, d'aucune sanction disciplinaire », note le jugement.

Autrement dit : c'est l'absence de décision à l'encontre du chirurgien par la direction de l'hôpital qui lui sauvera la mise auprès des instances supérieures, dont le rôle est justement de le sanctionner en cas de manquement. Ainsi, occuper une position d'intouchable au sein d'un établissement permet d'échapper, même hors les murs, à la sanction. Décidément, le système semble bien rodé.

Contactée par nos soins pour commenter cette décision, maître Muriel Bodin tombe des nues : elle n'en était même pas informée. En effet, c'est la plainte déposée par l'ARS auprès du Conseil de l'Ordre des médecins qui a été jugée. L'avocate n'a en rien la main dessus.

« Les plaintes que j'ai produites au Conseil de l'Ordre et au CNG n'ont pas été prises en considération, sans doute pour mieux dire qu'il n'y en avait pas[1] », s'indigne-t-elle.

En août 2017, quelques mois après le dépôt de plainte de trente et un soignants, l'avocate nous parlait d'une « histoire de caste » et d'une « justice de statut, de corporatisme ».

1. Entretien, puis courriel à l'auteure, 6 juin 2018.

Savait-elle alors comme les décisions seraient amères ?

En résumé, dans cette affaire nordiste, un chirurgien aura fait régner la terreur dans son bloc pendant une quinzaine d'années. Malgré plusieurs alertes, la direction est restée sourde aux plaintes des professionnelles le côtoyant. Aucune sanction n'a été prise à l'encontre du praticien, la hiérarchie n'ayant même pas averti le procureur de la République de la situation – une obligation pourtant légale.

Finalement saisi après le battage médiatique, le CNG, chargé de la discipline des praticiens hospitaliers, n'a pris aucune mesure disciplinaire envers le docteur, se retranchant derrière l'avis de la direction, tout en évoquant les pressions qu'elle aurait pu subir de la part des pairs du docteur. En parallèle, l'Ordre des médecins a lui aussi décidé de ne pas punir le chirurgien, puisque aucune sanction n'a été prise contre lui auparavant.

C'est un serpent à trois têtes qui se mord la queue. Et des victimes que personne n'a daigné entendre, et dont le seul espoir réside désormais dans une décision pénale. « Le vent de la contestation féminine s'est levé[1] », se réjouissait maître Muriel Bodin en

1. Entretien avec l'auteure, 20 mars 2018.

mars 2018. Encore faut-il que les autorités le ressentent. Encore faut-il, aussi, crever les murs de l'hôpital et se dresser contre la loi du silence, parfois maintenue également par les directions.

Car le CNG a beau être délocalisé, il dépend beaucoup du bon vouloir des hiérarchies. En effet, si les signalements peuvent venir de toutes parts – président de CME, chef de pôle, patients, ARS, Ordre des médecins, juge, article de presse, par exemple –, la saisine, elle, ne peut émaner que du directeur d'établissement, appuyée par un dossier constitué de rapports et de témoignages, à charge et à décharge.

Et ensuite ? « On épluche le dossier, on va à la pêche aux infos, on réclame des compléments, on demande des enquêtes. On essaie de se faire une opinion sur le contenu, décrit Bernard Chenevière. En fonction, on décide d'engager une procédure disciplinaire d'insuffisance professionnelle ou pas. » Sans toutefois pouvoir se rendre sur place, dans l'établissement. Sans pouvoir d'injonction non plus, qui permettrait d'exiger un écrit de la part d'un supérieur hiérarchique.

« Le problème que l'on rencontre, c'est que l'on reste dépendant de tous les niveaux d'intervention avant nous, et notamment du local, au sens large », regrette le chef du département des PH. Par exemple, si un chef de service refuse de rédiger un rapport, le dossier s'en trouve affaibli.

Et on a vu à quel point la confraternité peut être poussée à l'extrême chez les puissants. « Ce n'est pas dans la culture d'un chef de service de décrire les dysfonctionnements de l'un de ses praticiens. » En effet, il nous avait bien semblé.

Dépendant finalement de la bonne collaboration des acteurs locaux, médecins ou directions, le CNG souffre aussi d'un manque de moyens. Bien sûr, l'institution ne le reconnaît pas, ou à demi-mot. Mais elles ne sont que deux salariées, en effectif complet, à suivre les dossiers de procédures disciplinaires, pour plus de 56 000 médecins dont la carrière à l'hôpital est gérée par le CNG.

Parmi eux, plus de 49 000 PH et 6 000 personnels enseignants et hospitaliers (MCU-PH ou PU-PH).

Les démarches pour les uns et les autres diffèrent légèrement. Pour les PH (praticiens hospitaliers), le CNG engage les procédures disciplinaires, un conseil de discipline rend un avis et la directrice générale prend la décision finale, fondée sur cet avis. Pour les personnels hospitalo-universitaires, ce sont les ministres de la Santé et de l'Enseignement supérieur qui décident conjointement de l'engagement de la procédure.

« Avec une bonne centaine de dossiers signalés en discipline ou en insuffisance professionnelle en roulement chaque année, l'effectif disciplinaire reste quand même serré... », s'excuse presque Bernard Chenevière. C'est peu de le dire. À titre d'exemple, en 2017, l'instance a suivi 121 situations disciplinaires. Parmi elles, 42 ont été réglées dans l'année, soit 35 % des cas[1].

Ce qui signifie que les dossiers restants, représentant tout de même les deux tiers des signalements, sont toujours en cours d'instruction. On comprend alors facilement la critique la plus unanime du monde hospitalier : la lenteur des procédures au CNG.

« Cette instance devrait pouvoir se prononcer rapidement lorsque, au niveau local ou régional, aucune solution n'a été trouvée », réclame l'association Jean-Louis Mégnien dans son manifeste. « Des collègues n'en sont pas satisfaits, ils trouvent que les procédures sont longues[2] », admet Anne Meunier, du Syncass, qui salue pourtant l'action de l'organisme.

1. Pour les cas jugés, en dehors des quelques révocations, condamnations ne nécessitant pas un conseil de discipline ou résolutions en interne, « 19 % se traduisent par une sanction disciplinaire, 19 % par une retraite, une radiation ou une démission, et 11 % par une mise en disponibilité sur demande ou d'office », d'après le rapport d'activité 2017 du CNG des praticiens hospitaliers et des personnels de direction de la fonction publique hospitalière.

2. Entretien avec l'auteure, 25 avril 2018.

Bernard Chenevière, beau joueur, reconnaît effectivement que « ça traîne ». Plusieurs explications à cela, selon lui. D'abord, une fois qu'un dossier est constitué, un rapporteur doit en effectuer une synthèse. Ces rapporteurs, issus de l'IGAS (Inspection générale des affaires sociales), restent peu nombreux et particulièrement sollicités.

Mais, surtout, les conseils de discipline sont présidés par des conseillers d'État, avec qui il n'est pas toujours simple de trouver des dates, eux aussi étant plutôt occupés. « On tente d'en organiser à peu près une demi-douzaine par an, en essayant de réunir plusieurs conseils dans la même journée. On ne réussit pas toujours et, dans la configuration actuelle, on ne pourrait pas aller au-delà. Après, on gagne du temps, on trouve d'autres solutions, en attendant le jugé pénal ou l'Ordre… On ne doit pas absolument aller en conseil de discipline si on peut mettre en œuvre d'autres solutions. En tout cas, certains dossiers se sont conclus par des démissions ou par des disponibilités ; l'un dans l'autre, ça peut arranger tout le monde aussi. »

Permettant ainsi aux mis en cause de s'en sortir en échappant à la sanction disciplinaire. Ce qui, évidemment, « arrange » les directions ou les médecins, mais rarement leurs victimes.

Qu'elles soient infirmières, patientes ou collègues, en attendant, elles n'en finissent plus de prendre leur mal en patience et manquent cruellement d'explications. Un sentiment qui attise l'impression d'impunité ou de justice à deux vitesses. D'ailleurs, même pour le mis en cause, la situation a quelque chose d'ubuesque. En effet, si le CNG décide de caler son pas sur celui de la justice pénale, le praticien peut rester suspendu jusqu'à la décision de justice, qui requiert parfois plusieurs années.

Il arrive néanmoins qu'une procédure disciplinaire soit engagée avant le rendu d'une décision de justice, parce que le dossier transmis par la direction était suffisamment épais, ou parce que le CNG a pu récupérer des procès-verbaux. « Mais on a rarement les éléments pour le faire. » De quoi briser les espoirs des victimes, qui s'en remettent parfois, avant tout, à la juridiction disciplinaire.

Surtout que, dans l'écrasante majorité des cas de harcèlement sexuel, le CNG lie sa procédure à celle lancée au pénal. « Parce que le juge, en commission rogatoire, va entendre tout le monde, ou remonter dans les anciens établissements du praticien, ce que nous, on ne peut pas faire, car on n'en a pas les moyens. Très fréquemment, on a découvert qu'il y avait des affaires beaucoup plus volumineuses derrière le signalement de départ. »

D'après l'expérience de Bernard Chenevière, dès qu'un signalement est donné pour une affaire de harcèlement sexuel, par une patiente ou une agente, « le témoignage qui émerge n'est que la pointe de l'iceberg. En général, il ne s'agit pas d'un cas isolé ».

Pour preuve, l'histoire de Justine, qui, en brisant l'omerta, a encouragé ses collègues, victimes silencieuses, à faire de même.

Par conséquent, la position du CNG reste claire : il attend du directeur de l'établissement qu'il fasse un signalement au procureur, *via* l'article 40. C'est précisément cette absence d'avertissement à la justice que la vice-procureure avait reprochée à la direction de l'hôpital d'Arras, après l'agression sexuelle et le harcèlement sexuel d'une de ses agentes par un médecin.

Les signalements pour ces affaires sont d'ailleurs en augmentation sur l'année 2017. « On a bien le sentiment que l'actualité a libéré la parole, et c'est tant mieux », note Bernard Chenevière.

Du reste, l'institution et son fonctionnement ne convainquent pas Francis Sahal, de la CGT. « Une arnaque absolue », résume-t-il. « C'est comme si, à l'armée, vous externalisiez la gestion des militaires à un établissement public. C'est aberrant », rouspète l'ancien directeur d'hôpital. D'après lui, le CNG sert de « disjoncteur » au ministère de la Santé, qui peut se cacher derrière l'établissement public en cas de mise en cause d'un directeur ou d'un praticien hospitalier sur l'air de « C'est pas moi qui gère, c'est lui ».

Mais surtout, on l'a bien vu, le CNG dépend des moyens qui lui sont dédiés, et aussi de ce qu'on veut bien lui donner. Si un chef de service souhaite protéger un collègue, si une direction préfère sauver l'image de son établissement, l'instance se retrouve finalement bien en peine pour aller plus loin. En laissant, comme à tous les niveaux précédents, les victimes sur le bord de la route.

12.

Une formation nécessaire

Il en a marre, le médecin anesthésiste. Il grommelle dans sa barbe à propos de la récente altercation entre les infirmières du bloc et le docteur J. Dans le service, les problèmes d'organisation sont récurrents et le docteur D. n'en peut plus. En trifouillant les machines du bloc, il grogne : « Un jour, ça finira par en venir aux mains. »

« C'est déjà arrivé. » La réplique, inattendue, de l'infirmière claque dans le silence du lieu. Le chef de l'anesthésie se tourne vers elle, essaie d'en savoir plus. Que peut bien vouloir dire : « C'est déjà arrivé » ? Il a un peu de mal à l'imaginer se crêper le chignon avec le chirurgien. Ce doit être autre chose. Alors, il insiste.

Au bout d'un certain temps, Margaux lâche le morceau. Selon elle, à l'été 2009, le docteur J. lui a proposé une palpation des seins « comme seul un amant peut le faire ». Une autre fois, au bloc, alors qu'elle était seule avec lui, il aurait tenté de la toucher. En 2011, au moment où éclate l'affaire du Sofitel et où Dominique Strauss-Kahn apparaît menotté, encadré par deux flics, en sortant du commissariat de Harlem, l'infirmière a essayé, à sa manière, de tirer la sonnette d'alarme. « Il y a aussi des DSK dans le service », avait-elle alors lancé, décidément habituée aux formules choc. Sans effet à l'époque.

Mais, fin mai 2013, lorsqu'elle se confie au docteur D., il l'écoute. Plus encore, il lui dit que, si d'autres sont concernées, elles peuvent venir le voir. S'attendait-il à ce qui allait suivre ? Toujours est-il que, en juin, il envoie un mail à la direction de l'hôpital de Dunkerque où il signale des faits qu'il qualifie de harcèlement sexuel de la part du praticien envers, notamment, les infirmières du bloc.

« Un beau jour, dix ou onze lettres sont arrivées sur le bureau du directeur du personnel, pour se plaindre du comportement du chirurgien », confirme une source interne. Certaines d'entre elles sont anonymes, mais la plupart des victimes finiront par accepter de donner leur nom et même de signer.

Margaux n'était donc pas la seule[1]. L'une se plaint d'appels téléphoniques pour lui donner rendez-vous en dehors de l'établissement, et d'un soir

1. Ces témoignages sont contestés par le docteur J.

où le chirurgien l'a attendue sur le parking. Une autre, Mélanie, agente des services hospitaliers, se souvient d'un jour où elle nettoyait un vestiaire, perchée sur un escabeau. « Il m'a prise par la taille, m'a attrapé fermement les fesses, a tenté de m'embrasser dans le cou. Je me suis débattue, il a fini par partir. Il a voulu que je l'embrasse dans le cou, j'ai refusé et, ensuite, lui m'a embrassée dans le cou. »

Élisa, une infirmière, se souvient que, dès son arrivée au bloc, le docteur s'est montré « très tactile » avec elle. Selon elle, il lui met régulièrement les mains aux fesses, lui attrape les seins avec ses deux mains. « Je lui disais : "T'abuses !" J'esquivais. » Mais il aurait continué de lui tenir des propos salaces, d'essayer de lui caresser la poitrine.

Un jour, il la suit jusque chez elle. Un autre, il l'appelle depuis l'hôpital ; elle décroche, puisqu'elle voit s'afficher le numéro de son boulot. Pour s'entendre susurrer : « J'ai envie de toi. » Il lui envoie aussi des SMS déplacés, la plaque contre sa voiture, tente de l'embrasser. Élisa sent bien qu'il ne s'agit plus de drague : il veut la forcer.

« Son comportement a cessé quand j'ai eu deux relations sexuelles avec lui. Au moins, après, j'avais la paix. Quand quelqu'un vous harcèle, la seule chose que vous pouvez faire, c'est de céder. » Il lui demandera ensuite de « lui arranger le coup » avec une de ses collègues.

Amandine, elle aussi infirmière, a rapidement remarqué que le chirurgien aimait bien regarder les femmes. Il commence à la draguer, se colle bien contre elle en lui disant bonjour, lui caresse les fesses, écarte le col de sa blouse et glisse les doigts dans son décolleté pour reluquer ses seins.

« Au départ, c'était un dragueur un peu lourd ; mais, au fur et à mesure, ça fait peur. » Inquiète, elle en parle même à une collègue, fin 2011 ou début 2012. « Il m'a fait comprendre qu'il était intouchable, m'a même dit que rien ne pourrait lui arriver. »

Delphine, elle, a d'abord côtoyé le docteur J. alors qu'elle était étudiante infirmière. Et puis, une fois diplômée, elle finit par atterrir dans son service. La drague commence sans attendre. Elle aussi, il l'appelle depuis le numéro de l'hôpital, la fait revenir après son poste, juste pour la voir. Lui murmure à l'oreille : « Tu veux voir ma bite ? » Il en profite pour lui tripoter les seins par-dessus sa blouse. Pendant deux ans, ce manège continue. « Tu peux dire ce que tu veux : moi je suis chirurgien, toi t'es rien. » Exaspérée, elle le menace un jour d'en parler à ses cadres. L'effet est immédiat : il cesse instantanément de l'importuner.

D'après Célia, « le docteur J. est connu pour être un chaud lapin ». On lui avait déconseillé de se retrouver seule avec lui quand les vestiaires étaient encore mixtes. Alors, le jour où il lui souffle : « J'ai une érection, j'ai envie de toi », elle le repousse furieusement en lui criant que sa réputation le précède.

Quand tous ces témoignages surgissent à l'hôpital de Dunkerque, la direction gère l'urgence. L'affaire est immédiatement signalée au procureur, en vertu de l'article 40. En parallèle, les ressources humaines lancent une instruction administrative de l'affaire.

Les cadres de l'administration reçoivent l'ensemble des victimes, une à une, et évidemment le principal intéressé, qui nie en bloc. Compte tenu des faits reprochés, le chirurgien est suspendu de ses fonctions, avec maintien de son salaire.

« On a obligation de protéger nos agents, nous rappelle une source interne. Donc on les a soustraités au risque, mais on ne pouvait pas se substituer à l'autorité judiciaire. C'est pour cette raison qu'il a été interdit de venir à l'hôpital, mais qu'on a continué à lui verser ses émoluments. Puis on a laissé son contrat mourir de sa belle mort. »

En effet, le chirurgien, malgré ses dix ans d'exercice dans l'établissement, n'était pas titularisé. De même, il n'a pu être inscrit à l'Ordre des médecins en France qu'en novembre 2013, presque six mois après que l'affaire a éclaté, alors même qu'il travaillait à Dunkerque depuis 2003. Sans contrat à durée indéterminée, ni poste fixe assuré, il restait plus simple à virer qu'un praticien hospitalier titulaire, en CDI. Le docteur J. a d'ailleurs attaqué l'établissement devant la justice administrative pour contester cette rupture de contrat.

Dans tous les cas, du côté de l'hôpital, on nous assure que personne à la direction ne s'est hasardé à caractériser le comportement reproché comme du harcèlement sexuel. De fait, pour les sanctions disciplinaires, il n'est pas nécessaire de qualifier les faits ; il suffit de pointer les fautes, les manquements au règlement ou les attitudes déshonorantes.

« On n'est pas là pour se substituer à la justice ; à aucun moment, on n'est autorisés à porter un avis sur la qualification ou non de harcèlement sexuel. Pour nous, il s'agit de personnes incommodées par des pressions comportementales et physiques. »

Comment la parole a-t-elle fini par se libérer au centre hospitalier ? « Une infirmière a fait part à sa collègue de problèmes dans son couple, car elle avait avoué à son compagnon qu'elle subissait des pressions. Et là, une autre a réagi : "Mais moi aussi, ça m'est arrivé." Elles se sont rendu compte qu'elles n'étaient pas seules, il y a eu une prise de conscience collective », avance-t-on en interne.

Plusieurs victimes ont effectivement raconté avoir longtemps cru être isolées.

« Et puis, ce n'est pas facile non plus de parler de ça avec le directeur. » La preuve, il aura fallu que le chef anesthésiste recueille d'abord le témoignage de Margaux pour, après, transmettre les autres à l'administration. Aucune d'entre elles ne s'est rendue de sa propre initiative dans le bureau du directeur des ressources humaines.

En février 2018 s'est tenu le procès du docteur J., près de cinq ans après la révélation des faits[1]. Les victimes, elles, ont décidé de ne pas se rendre au tribunal de Dunkerque. « La présence de mes clientes, on en discute depuis longtemps. Le dossier a été ouvert en 2013, elles n'étaient pas vraiment volontaires pour se porter partie civile », rappellera maître Rosseel, leur avocat, lors de l'audience. Car, si la direction de l'hôpital a agi dans les clous en saisissant la justice, au cours du procès, cette précision reviendra souvent : les infirmières ayant témoigné souhaitaient que le docteur J. soit sanctionné sur le plan disciplinaire, mais n'imaginaient pas que le dossier irait jusqu'au tribunal.

La dizaine de témoignages reçus par l'administration du centre hospitalier rapportait des événements

1. C'est à l'occasion de ce procès qu'ont été relatées les histoires retranscrites ici. Les prénoms des victimes ont été modifiés.

qui se seraient produits entre 2009 et 2012. Tous ont été transmis à la justice, mais certains étaient prescrits – celui de Margaux, par exemple. Le docteur J. a donc été jugé sur ceux survenus entre juin 2010 et décembre 2012, soit les histoires d'Élisa, Mélanie, Amandine, Delphine et Célia – dont les prénoms ont été modifiés.

À la barre, le chirurgien, sanglé dans une veste bleue, se tient bien droit et répond posément à chacune des accusations. Il nie en bloc et ne reconnaît que les relations consenties avec Élisa. Pour ses avocats, l'affaire est limpide : on a voulu se débarrasser de leur client, qui ne se gênait pas pour exprimer son exaspération de se voir confier toutes les opérations pénibles, bien souvent en fin de journée. Certains auraient donc voulu lui régler son compte.

Un jour, il tance énergiquement un cadre qui a pénétré dans son bloc sans masque, piétinant ainsi toutes les règles de sécurité et d'hygiène du lieu. « C'est après ce rappel à l'ordre que la mémoire collective est revenue à tout le monde », se défend le docteur J. Ce que conteste évidemment maître Rosseel.

Les conseils du chirurgien ont beau bâtir sa défense sur l'idée d'une cabale interne, il n'empêche que la présidente mentionne une plainte, classée sans suite pour infraction insuffisamment caractérisée, déposée en mars 2014, d'une externe d'un hôpital de la région où le médecin a ensuite exercé.

L'étudiante y raconte que le docteur lui a touché les épaules, lui a demandé à deux reprises de le rejoindre dans la salle de garde pour « lui faire un câlin » et lui a réclamé des bisous sur la joue. Elle se confie à une interne, qui lui révèle avoir elle aussi subi les mêmes agissements quelques années plus tôt. Pour la défense, l'étudiante a certainement été influencée par le battage médiatique autour du chirurgien, l'affaire dunkerquoise ayant déjà fait la une des journaux à l'époque.

Mais la mésaventure de cette interne résonne avec les propos des victimes. À de nombreuses reprises lors du procès, il sera répété que ces femmes ont fini par signaler le comportement du docteur J. « pour éviter que cela n'arrive à d'autres ».

« Les filles que je représente sont solides, elles mettent à distance [les événements]. Elles sont construites par un boulot bien compliqué, alors elles relativisent, plaide maître Rosseel. "Oui, les docteurs peuvent nous draguer, mais on sait faire la différence." Ce qu'elles ont dit, toutes, c'est que c'est allé trop loin. "Des gestes qui enfreignaient notre intimité." À chaque fois, elles pensent aux plus jeunes, aux stagiaires… »

Le chirurgien a été condamné à dix-huit mois de prison avec sursis, assortis d'une inscription au fichier des délinquants sexuels. Il devra également dédommager les victimes pour leur préjudice moral. Il a fait appel de cette décision et reste présumé innocent.

Au centre hospitalier de Dunkerque, on essaie de voir le « côté positif de cette affaire ». Il semble que certains comportements, assez similaires à ceux du docteur J., se soient éteints. Soufflés par l'évolution des mentalités, mais surtout par la peur des sanctions. Car, contrairement à la majorité des directions contactées pour cet ouvrage, ici l'administration dunkerquoise a d'emblée pris ses responsabilités. Une décision assez rare pour être soulignée. Une décision également rendue possible par le statut du chirurgien. Si le docteur J. avait été titularisé, l'hôpital aurait-il pu s'en séparer aussi facilement ? Il est permis d'en douter, tant on a constaté la complexité des procédures disciplinaires.

À Dunkerque, la direction a donc tout simplement décidé de ne pas renouveler le contrat du chirurgien. Mais, on l'a vu, pour les praticiens hospitaliers titularisés, les directeurs ne peuvent prendre aucune sanction, si ce n'est des mesures conservatoires le temps de l'enquête. Le pouvoir disciplinaire revient en effet au CNG.

De toute façon, « ils sont terrorisés, les directeurs. Ils ne savent pas gérer ça[1] », tranche Francis Sahal. Ancien chef d'établissement lui-même, il en a vu suffisamment pour analyser l'attitude des hiérarchies confrontées à des cas de harcèlement ou d'agression sexuelle. « Je vois bien que c'est très compliqué, les directions ont peur de ces affaires-là. Ce sont des dossiers emmerdants, parce que vous êtes sur des déclarations de témoins, la présomption d'innocence tous azimuts… »

Mais, en attendant, quelles sont les options pour les victimes ? De l'avis général : quitter leur poste. Comme ont dû le faire la docteure Besma C., Justine ou Anne-Lise. Anne Meunier, secrétaire générale du Syncass-CFDT, qui a elle-même exercé en tant que cheffe d'établissement, se met à leur place.

« Non seulement on est victime de quelque chose de grave, mais en plus c'est la seule solution qu'on nous propose. On peut accompagner les victimes, mais l'administration utilise les outils qu'elle connaît. Parmi eux, il y a la discipline, qui peut être longue et contestée devant le juge, ou alors composer avec celui ou celle qu'on peut bouger, en général la victime. Alors que l'auteur reste en place. Ça, c'est une injustice[2]. »

---

1. Entretien avec l'auteure, 1er février 2018.
2. Entretien avec l'auteure, 25 avril 2018.

D'autant que, une fois l'urgence de la protection réglée, la plupart des directions tournent la page, satisfaites d'avoir au moins pu sauver la proie. Mais, sans sanction contre l'agresseur, qu'est-ce qui l'empêche de recommencer ? Le signal envoyé se révèle catastrophique.

Surtout que, on l'a vu, pour parler, il faut se sentir en confiance avec la direction. Car les agents vont rarement taper à la porte de l'administration.

Il y a plusieurs années de cela, dans un précédent poste, Clara de Bort a eu à mener une enquête dans un service de réanimation soupçonné de maltraitance envers les patients. « En écoutant toutes les personnes, y compris celles qui ont quitté le service, on s'est rendu compte que toutes avaient vu, mais personne n'avait osé parler parce que tout le monde croyait qu'on était au courant, nous la direction[1]. »

Effectivement, l'un des agresseurs avait installé son petit pouvoir et s'arrangeait pour que ceux qui osaient lui résister prennent la porte. Il n'hésitait d'ailleurs pas à en rajouter là-dessus, pour asseoir sa domination. « Vous voyez ce que je me permets de faire ? Il ne m'arrive rien, parce que la direction me mange dans la main », narguait-il ses collègues terrifiés. Et, effectivement, il semblait intouchable.

1. Entretien avec l'auteure, 15 novembre 2018.

« Ce qui le renforçait dans sa capacité à nuire et enfonçait les victimes dans leur incapacité à réagir », analyse Clara de Bort.

Elle se rappelle le directeur de l'établissement choqué, tombé des nues à la révélation de cette affaire. Abasourdi, il ne comprenait pas comment les agents n'avaient pu le prévenir. « Ils le savent, pourtant, que j'ai la qualité des soins chevillée au corps ! » se plaint-il auprès de sa collaboratrice. « Moi, je le sais, car je t'entends tous les jours. Mais eux, ils ne te voient pas et tu ne fais jamais passer ce message de façon institutionnelle », lui rétorque-t-elle alors. Preuve, s'il en est, que la confiance se mérite et s'acquiert par un travail de fourmi au quotidien.

« Les gens savent-ils qu'ils peuvent venir taper à la porte de la direction ? Je ne crois pas : il y a une vraie barrière. Comment faire pour montrer qu'on est à l'écoute ? Moi, je ne sais pas le faire[1]. » L'élève directrice a le mérite de la franchise. Dans la salle de classe de l'EHESP, huit futurs directeurs et directrices d'hôpital sont réunis, assis en cercle sur des fauteuils à roulettes dernier cri. La parité est exacte : quatre filles et quatre garçons ont accepté de discuter de leur formation et de leur récente expérience de stage.

1. Entretien avec l'auteure, 2 mai 2018.

Au total, ils sont quatre-vingt-deux à avoir intégré le cursus six mois plus tôt, en janvier, *via* deux concours. L'un, externe, recrute plutôt des jeunes issus de Sciences Po ou des universités. L'autre, interne, s'adresse à des salariés du secteur public, notamment des hôpitaux. Certains parlent donc de leur expérience professionnelle, quand les plus jeunes n'ont pour seule référence que le stage de huit semaines qu'ils viennent de réaliser. Et, sur les huit, six ont des histoires à caractère sexuel à raconter. La statistique vaut ce qu'elle vaut, mais l'enchaînement de récits a de quoi interpeller.

« En stage, j'ai été informé d'une situation de harcèlement sexuel. L'histoire a mis beaucoup de temps à sortir. Il y avait beaucoup d'arrêts dans le service pour des raisons qui échappaient à tout le monde. On a sorti la personne soupçonnée de harceler, le temps de l'enquête », relate un blond élancé.

« J'ai un exemple similaire. Le passage d'un élève directeur a fait qu'une personne du service s'est confiée à lui, alors que ça n'avait jamais été rapporté. Il s'agit d'une agression sexuelle ; l'enquête judiciaire est en cours », réagit son voisin.

« Dans mon ancien établissement, j'ai rencontré une victime, harcelée par un docteur. Mais ça reste compliqué d'écarter un médecin, avec les rapports d'influence. Et le directeur n'a pas de pouvoir hiérarchique sur les docteurs. La victime, globalement, se sent seule », souligne une ancienne salariée hospitalière.

« Là où j'étais, le directeur a eu du mal à prendre une décision. Le harcèlement résultait d'une rupture d'un couple formé aux urgences », abonde un autre.

« J'y ai été confrontée aussi lors de mon expérience précédente. Il y a parfois des non-dits très importants. Il faut s'intéresser à la manière dont l'affaire remonte à la direction. Très souvent, les victimes se confient plutôt à leurs collègues. Donc il reste des choses à faire pour rappeler la marche à suivre, les procédures », insiste une élève brune.

« Dans mon précédent poste, je travaillais aux ressources humaines. On a dû procéder à un licenciement pour un cas. Les bruits de couloir, c'est bien, mais il faut des preuves. Aussi, les victimes ont d'abord besoin de temps pour réaliser qu'il s'agit de harcèlement sexuel ; puis, une fois que la parole se libère, on mène l'enquête. On a dû faire face à l'hostilité du monde médical, qui nous répétait que ce n'était pas possible », conclut un ancien administratif.

La discussion rebondit sur les réactions des uns et des autres, mais, pour la même jeune élève blonde qui reconnaissait ne pas bien savoir comment faire tomber les barrières entre les agents et l'administration, le problème demeure. « En tant que future directrice, je me sens complètement démunie face à ce genre de situation. »

Tous l'admettent : éloigner les personnes mises en cause peut nuire à l'intérêt d'un service, voire de l'établissement, confronté à la pénurie médicale. Et quand l'agresseur est haut placé, ils savent bien que les victimes n'ont pas confiance en leur hiérarchie. Surtout, ils regrettent de ne pas connaître de procédure claire.

« Inciter les victimes à déposer plainte, pourquoi pas, mais on a aussi une responsabilité vis-à-vis des personnels. Ça me semble difficile pour les directions de se décharger sur l'enquête pénale, qui peut prendre du temps. On est rassurés parce que le travail est confié à des pros, mais, en attendant, comment on sanctionne ? Quelle décision on peut prendre ? » lance un élève brun en remontant les manches de sa chemise bleu clair. Personne autour de lui n'a la réponse.

Et son cursus ne risque pas de l'éclairer plus que ça. Alain Mourier, responsable de la filière des directeurs d'hôpital, le confesse : sur la question des violences sexuelles, il n'existe pas de formation. « Après, on s'adapte en permanence avec l'actualité ; donc il n'est pas impossible qu'on traite ce sujet[1] »,

1. Entretien avec l'auteure, 2 mai 2018.

suggère-t-il. Le responsable s'en remet aussi à l'esprit d'initiative de ses étudiants, qui peuvent, s'ils le souhaitent, organiser des colloques ou des conférences sur les sujets qui les interpellent.

D'après lui, la question sera également évoquée à l'occasion des retours d'expérience après les stages ou dans une réflexion plus globale sur « la dimension humaine de l'hôpital ». Mais rien n'est fait pour apprendre à recueillir la parole des victimes, à mener une enquête administrative, à élaborer des solutions. « Ce n'est pas forcément comme ça qu'on l'aborde. On va parler de qualité de vie au travail, de bien-traitance, de maltraitance ; ça concerne aussi les organisations. On va voir comment l'institution est capable de réagir ou de prévenir quand un cas est signalé. »

Toutes deux anciennes élèves de l'EHESP, Aurélie Danilo et Anne Meunier, respectivement permanente en charge des directeurs d'hôpital et secrétaire générale du Syncass-CFDT, n'ont pas non plus souvenir d'avoir été préparées à ces affaires. La première, sortie de l'école depuis cinq ans, confirme que les violences sexuelles n'ont pas fait l'objet d'un enseignement ou d'un message particulier.

« Moi, j'ai été formée il y a beaucoup plus longtemps et ce sont des sujets qu'on n'abordait pas du tout. Absolument pas », se souvient Anne Meunier.

Or, ce sont aujourd'hui des directeurs formés autrefois qui gouvernent les établissements. Rien n'assure qu'ils soient au fait de la marche à suivre face à une victime de harcèlement ou d'agression. Rien non plus ne garantit qu'ils soient immunisés contre les préjugés liés aux violences sexuelles, monnaie courante dans la société. Et, même si la parole s'est peu à peu libérée dans les médias, qu'en est-il réellement sur les lieux de travail ? Car, si aucune formation n'est dispensée, qu'est-ce qui prouve à une victime que sa parole sera prise en compte ?

Il suffit de regarder l'histoire de Justine. La directrice des soins, pourtant ancienne infirmière, bien au fait des relations de pouvoir en œuvre à l'hôpital, lui a rétorqué qu'elle n'aurait eu qu'à gifler son agresseur. Ou qu'il lui suffisait désormais de le prendre entre quatre yeux pour régler le problème. Et elle ne s'est pas gênée pour lui signifier son exaspération face à ses demandes répétées pour, simplement, retrouver un poste équivalent.

Anne-Lise, quant à elle, a eu droit à un éclat de rire de son supérieur à qui elle a raconté son agression sexuelle. Le DRH, de son côté, a insisté sur la responsabilité de la jeune femme dans la faiblesse de la sanction administrative de son agresseur.

Dans l'hôpital du Nord, les agents ont eu beau tirer la sonnette d'alarme, rien n'a été fait durant des années. Et, d'après le CNG, la directrice de l'établissement a ensuite refusé de signaler le chirurgien à la justice. À Arras, c'est la vice-procureure qui a vertement réprimandé la direction, qui avait d'abord cherché à minimiser une affaire d'agression et de harcèlement sexuels. À Lavaur, les premiers signataires de la lettre ouverte dénonçant le harcèlement supposé d'un médecin anesthésiste ont continué à travailler avec lui pendant trois mois après la diffusion de leur courrier.

Pour autant, pour la future génération de directeurs, Alain Mourier garde confiance en ses élèves, « préparés aux contraintes de la gestion » et à qui il enseigne les « qualités intrinsèques » du management. La formulation a de quoi surprendre les lecteurs plus habitués à entendre parler du management brutal de l'hôpital et des critiques portées par le personnel soignant dans son intégralité. Mais Alain Mourier l'assure : ici, on apprend la bienveillance, l'écoute et la réactivité.

Sauf que, pour le moment, le milieu hospitalier dans son ensemble semble plutôt souffrir de maltraitance. L'association Jean-Louis Mégnien, qui lutte contre le harcèlement à l'hôpital, a notamment organisé une journée scientifique à ce sujet. Un vendredi de février, plusieurs médecins se sont donc rassemblés dans un amphi de la faculté de médecine

Paris-Descartes. La plupart d'entre eux souffrent sur leur lieu de travail : ça se voit et ça s'entend. Les prises de parole de spécialistes du sujet sont ponctuées de témoignages de la salle. Chacun y va de sa situation inextricable, coincé entre les luttes de pouvoir, l'immobilisme des directions et l'absence de soutien des confrères.

Salué par des applaudissements nourris, le psychiatre et psychanalyste Christophe Dejours accuse la nouvelle organisation du travail à l'hôpital d'avoir accéléré la dégradation des conditions de travail. En cause, selon lui, la loi HPST, qui a réformé le système en profondeur en 2009, et l'apparition du *new public management*, incitant les organismes publics à adopter une gestion inspirée de la logique entrepreneuriale.

En plus de la souffrance éthique de certains praticiens face à la dégradation des soins, il insiste : « On a abandonné les valeurs humanistes. Beaucoup de docteurs sont désormais impliqués dans des pratiques inadmissibles vis-à-vis de leurs subalternes, de leurs collègues, des internes… »

Alors, pour parer à la maltraitance, le ministère a dégainé une nouvelle arme : la médiation. Face à la vague de suicides qui a ébranlé l'hôpital public, l'ancienne ministre de la Santé, Marisol Touraine, a nommé Édouard Couty au poste de médiateur national en janvier 2017, renouvelé ensuite par Agnès Buzyn. Officiellement, pourtant, le dispositif n'a pas d'existence légale : les décrets lui donnant vie ne doivent paraître qu'à l'automne 2018 pour lancer le système de médiation en 2019[1]. Cependant, une soixantaine de dossiers ont été traités de manière informelle depuis 2017, même si tous ne sont pas encore réglés.

Ancien directeur d'hôpital et conseiller à la Cour des comptes, Édouard Couty a, comme il le raconte, « constitué un comité des pairs ; 98 % d'entre eux sont des médecins, il y a aussi d'anciens directeurs[2] ». Une justice de pairs de plus ? Il s'en défend, d'autant que, pour le moment, la médiation nationale n'a traité que des conflits entre médecins.

Surtout, « cela va changer puisque les décrets en préparation prévoient que, à côté de chaque médiateur, on trouve une commission de médiation, respectant la parité hommes-femmes et représentant toutes les familles du monde hospitalier : les médecins, les infirmières, les kinés, les administratifs, les médicotechniques[3] », garantit ce partenaire de

1. À l'heure où s'écrivent ces lignes, en janvier 2019, le décret en question n'était pas paru.

2. Christiane Mura, « Amélioration de la qualité de vie au travail des professionnels de santé : un entretien avec Édouard Couty, médiateur national », *Avenir hospitalier*, 2017, n° 7.

3. Entretien avec l'auteure, 3 mai 2018.

longue date du ministère. Les médiateurs devraient également s'implanter au niveau régional et interrégional.

Pour le moment, entre les urgences à résoudre et les décrets à préparer, Édouard Couty se sent tout de même un peu seul. Surtout qu'il organise également la formation des futurs médiateurs locaux. « On part de zéro », reconnaît-il. Alors, il s'appuie sur son comité, constitué de personnes expérimentées, ayant une connaissance accrue du monde hospitalier.

Seulement, selon maître Christelle Mazza, avocate spécialisée dans le droit de la fonction publique et les questions de souffrance au travail, « la médiation ne fonctionne pas en matière de harcèlement. Dès lors qu'on touche à la dignité, un rapport de domination s'installe. Il reste extrêmement naïf de penser qu'on peut simplement réconcilier les deux parties[1] ». D'après son expérience, en s'en remettant à la médiation, la solution revient, de nouveau, à déplacer la victime. Or, dans des situations de harcèlement ou de violence, toute l'organisation est à revoir.

Rencontrée dans son cabinet cossu près de la gare du Nord à Paris, l'avocate précise travailler

1. Journée scientifique de l'association nationale Jean-Louis Mégnien de lutte contre la maltraitance et le harcèlement au sein de l'hôpital public, 16 février 2018.

principalement sur des affaires de harcèlement moral. Longs cheveux noirs et sourire *ultra bright*, elle constate d'abord que la médiation ajoute un cran de plus au millefeuille administratif, déjà bien épais, dans lequel se diluent les responsabilités. Les victimes, ensevelies sous les différentes couches, ne savent donc plus à qui s'adresser.

Surtout que, en général, « les médiateurs proposent de les dégager. La médiation ne marche pas, car les victimes sont des personnes en souffrance, qui ont besoin d'une intervention d'urgence. Pour trouver un accord, il faut de la confiance ; or, là, une des parties est laminée par l'autre[1] ». En tant que femme de droit, elle peste également contre l'absence actuelle de décret, qui ramène la médiation au rang de fait du prince. Il n'y a pas de cadre juridique, pas de cadre procédural, pas de contradictoire, le dispositif actuel a en effet de quoi faire grincer les dents.

Reste à voir ce que donneront les décrets, et surtout les résultats des implantations locales. Même si, pour le moment, on imagine mal comment des victimes de harcèlement ou d'agression accepteraient de s'asseoir à la table de leur bourreau. Elles ont déjà tellement de mal à pousser la porte du bureau de leur supérieur…

---

1. Entretien avec l'auteure, 30 mars 2018.

Conclusion

« Il n'y a pas mort d'homme », répète-t-on souvent à celles qui dénoncent les violences sexistes ou sexuelles.

C'est vrai, les hommes n'en meurent pas. Mais les femmes, oui. Anne-Lise a failli disparaître lors de sa tentative de suicide, un geste qu'elle ne regrette même pas aujourd'hui. Elle a fait une fausse couche après son agression. Une autre victime, harcelée, m'a confié la même chose. Quand une autre encore, déjà maman, me soufflait ses difficultés à concevoir un deuxième enfant.

Ailleurs, c'est un divorce, après l'épuisement des mois de procédures contre l'agresseur. Non, décidément, il n'y a pas mort d'hommes : il n'y a que des femmes qui crèvent lentement.

Dans ce livre, les histoires se répètent. En les relatant, en décortiquant les éléments saillants de chacune d'entre elles, impossible de ne pas voir, une fois la sidération passée, comment les violences font système. Des victimes pour la plupart muselées face à des agresseurs que protège la mécanique de l'hôpital, la structure même de l'institution. Eux, s'il leur arrivait de se trouver dérangés, la confraternité ici ou la justice à deux vitesses là mettraient bien facilement un coup d'arrêt aux procédures.

Quelles procédures, d'ailleurs, quand les directeurs de demain confessent ne pas savoir gérer ces affaires ?

Les mouvements MeToo ou BalanceTonPorc auront forcé le monde à entendre les violences subies par les femmes. Mais après ? D'aucuns auront eu beau gloser sur l'atmosphère de « délation », il apparaît surtout que les quelques hommes cités n'ont pas perdu grand-chose. Mais que, bien souvent, les victimes, elles, ont subi un violent retour de bâton après avoir brisé le silence.

Évidemment, la présomption d'innocence doit être respectée. Mais nous savons aussi tout le reste. Comment la parole des victimes est décrédibilisée, comment les femmes sont culpabilisées, comment la justice peut être biaisée. Les statistiques crient l'injustice. Un jour, peut-être, nous la regarderons en face.

Certaines des victimes de ce livre ont refusé de se laisser abattre. Elles ont combattu, entrave après entrave, un système hospitalier qui aurait préféré les garder muettes.

Dénonçant sans relâche les obstacles qui se dressaient sur leur chemin, toutes ont aussi brisé ces barrières pour « les autres ». Les plus jeunes, les stagiaires, les victimes trop dégoûtées, les collègues. Les suivantes.

Car elles savent parfaitement ce qu'il adviendra quand l'hôpital les aura crachées, elles, en dehors de ses couloirs blancs aseptisés.

D'un salon confortable à un café balayé par le vent, d'un local syndical aux bancs d'un tribunal, toutes ces femmes ont pris le temps de détailler leur parcours de combattantes, acceptant de revivre l'espace d'un instant les moments les plus pénibles de leur vie et de leur carrière. Il s'agirait désormais, pour l'institution hospitalière, de faire honneur à leur courage.

Remerciements

Les pages de ce livre ne seraient pas entre vos mains sans l'incroyable courage de toutes les femmes qui ont accepté de témoigner et de me raconter leur histoire.

Mes premiers remerciements leur sont évidemment dédiés. Merci de m'avoir fait confiance, merci d'avoir eu la force de me confier votre douleur et merci d'être restées aussi patientes face à mes questions.

Merci aussi pour le combat que vous menez chacune pour la justice et pour les suivantes.

Un immense merci à Ophélie Labelle, qui m'a mise sur la piste de cette enquête et qui aura sans cesse répondu à mes interrogations. Sans elle, ce livre n'aurait tout simplement pas vu le jour.

Merci aussi à Marilyn Baldeck, à Francis Sahal, au professeur Philippe Halimi, au docteur Bernard Granger, à maître Muriel Bodin, pour avoir partagé leur savoir et leurs analyses avec moi, pour se tenir aux côtés des victimes.

Merci à toutes les personnes qui ont accepté de me répondre pour cette enquête, bien trop nombreuses pour être citées personnellement, mais qui m'ont permis de comprendre les détails de la mécanique hospitalière et de me plonger dans ce monde à part.

Merci à celle qui m'a appris à faire des puddings, m'a poussée dans mes retranchements, a pris régulièrement ma température et m'a surtout accompagnée dans les plus grands moments de doute : mon éditrice Salomé Viaud.

Merci à mes confrères et consœurs de presse quotidienne régionale et de presse spécialisée : c'est grâce à votre travail de fourmi que j'ai pu remonter le fil de bien des histoires.

Merci aussi à Pôle emploi, premier sponsor d'enquêtes journalistiques indépendantes.

Cette enquête n'aurait évidemment pas pu se réaliser sans le soutien indéfectible de mes parents, à tous les niveaux. Merci maman, merci papa, pour tout. Je me sais redevable. Promis, je m'occuperai de la toiture un jour. Et merci, bien sûr, à Nicolas et Magdeleine.

Merci, incontestablement, à mes incroyables collègues et surtout ami.e.s du collectif Youpress, petit cocon d'amour et pépite journalistique. Merci donc,

Delphine Bauer, Anne-Laure Pineau, Leïla Miñano, Ilioné Schultz, Ariane Puccini, Pierre Lascar, David Breger, Juliette Robert, pour vos conseils, votre écoute et vos ambitions durant cette longue période investigation.

Une pensée particulière pour Leïla Miñano, avec qui j'ai partagé un été d'écriture et qui a su me réconforter, à coups de crêpes et de baignades dans l'océan. Merci d'ailleurs à Charlotte Recoquillon et Isabelle Tardy-Joubert, qui ont rendu possible cette délocalisation de rêve. Merci à Issam Lachehab pour son enthousiasme et sa bonne humeur face à toutes les missions, même les plus rébarbatives.

Merci aussi à toutes les extraordinaires membres de la *team* Spotlight, Justine Brabant, Hélène Molinari, Sophie Tardy-Joubert, dont j'espère être digne du talent. Une pensée pour nos stagiaires devenues si grandes Julia, Siriex, Marie-Alix Détrie et Camille Jourdan.

Merci à Aurélie Simon, Clémence Bohême, Aurore Jarnoux, Sophie Boutboul, Maxence Kagni, Antoine Huot, Cyril Domanico, Julien Chabrout, Clément Lannuque, Boris Jullien, Caroline Motte, Clément Chaillou, Anthony Jolly, Julian Colling. Sur les bancs de l'école de journalisme, votre insolence m'aura obligée à donner le meilleur de moi-même ; cette intransigeance m'aura poursuivie jusqu'à la rédaction de ce livre. Merci à ma *team* deux étoiles : avec vous, les victoires seront toujours plus belles. Une pensée toute spéciale pour Sophie Boutboul, camarade de galère, pour nos échanges de plans, de contacts et de soutien.

Merci à celles qui sont à mes côtés depuis toujours et pour toujours, celles dont je suis si fière et qui auront, pour certaines, éclairé mes lanternes hospitalières. Merci donc à Céline, Mélanie, Pauline, Marion et Souheila. Une douce pensée pour Maïa et pour Yanel, mon filleul né durant cette enquête, et pour les autres à venir. Que le monde vous soit meilleur.

Enfin, *last but certainly not least*, merci à Daham. Je sais qu'un jour tu pourras lire ces lignes, merci de m'avoir supportée et aimée (malgré tout !) pendant ces longs mois de travail et d'obsession. Je n'aurais pu rêver meilleur partenaire.

Table des matières

Composition réalisée par Belle Page

PAPIER À BASE DE
FIBRES CERTIFIÉES

Fayard s'engage pour
l'environnement en réduisant
l'empreinte carbone de ses livres.
Celle de cet exemplaire est de :
0,500 kg éq. CO_2
Rendez-vous sur
www.fayard-durable.fr

76-5304-2/01
Dépôt légal : janvier 2019
Imprimé en Espagne par Industria Gráfica Cayfosa